大医学家

民国名医临证方药论著选粹

丛书总主编 王致谱 农汉才

秦伯未

方药论著选

秦伯未 编著

纪征瀚 整理

中国中医药出版社

·北 京·

U0674382

图书在版编目（CIP）数据

医学大家秦伯未方药论著选 / 秦伯未编著；纪征瀚整理 . —北京：中国中医药出版社，2016.10

（民国名医临证方药论著选粹）

ISBN 978-7-5132-3256-2

Ⅰ . ①医… Ⅱ . ①秦… ②纪… Ⅲ . ①方剂学 Ⅳ . ① R289

中国版本图书馆 CIP 数据核字（2016）第 066222 号

中 国 中 医 药 出 版 社 出 版

北京市朝阳区北三环东路 28 号易亨大厦 16 层

邮政编码 100013

传真 010 64405750

北京市泰锐印刷有限责任公司印刷

各地新华书店经销

*

开本 710×1000 1/16 印张 25.5 字数 279 千字

2016 年 10 月第 1 版 2016 年 10 月第 1 次印刷

书号 ISBN 978-7-5132-3256-2

*

定价 59.00 元

网址 www.cptcm.com

《民国名医临证方药论著选粹》
丛书编委会

内容提要

　　《药性提要》成书于 1930 年，被收入于《家庭医药常识丛刊》第三集。秦氏针对既往本草书"繁而失实"的缺点，"力求简净"。故精选 270 余品临床常用药物，按功用分为 12 种，每种下再细别为 2～4 小类。每药用 4～8 字概括其主治，并附以性味、用量。使初学者得以"一览了然，绝无疑义"。

　　《常用中药手册》系秦氏根据其在 1954 年上海市卫生工作者协会举办的中医师温课班的讲义提纲整理而成，由温课班副主任名医张赞臣校订。全书选取 283 种最常用的基本药物，按主要效能分为 16 章，每药下列"性味"、"适应"（即主治）、"用量"三项，"大半照各方临床报告及个人和友好间的直接经验作基础，选择切实而接近科学的加以精简"。大多数药物下还列有"配伍""备注"两项。前者是该药在方剂中的应用；后者则涉及该药的化学成分、其他作用、品种、用法等。附带药物 90 余种，或为主药附品，或作用与之相关，亦归于该"备注"项。书后附"生药成分简释""一般药物对于生理上的作用"两篇，以"促进'医学现代化'和'中药科学化'的要求"。

　　"药物之部"即 1959 年成书的《中医入门》之第四章。该章分采集和炮制、药性、使用三节，讲述中药基本理论。其中"药性"一节阐述了中药的气味、效能和归经，介绍了当时通行的中药分类法，即将中药按效能分为解表药、泻下药等15类，并"将最繁用的药物结合常见证候"，分为扶正（肺、心、肝、脾、肾、肠胃、膀胱）和祛邪（外邪、热、湿、痰、气、血、积）两类，以便于学习和应用。"使用"一节说明了中药的配合和用量，并例举了52个药对。

"方剂之部"系《中医入门》之第三章。第一节"方制"讲述了君臣佐使、七方和剂型等方剂学基本理论，介绍了当时通行的方剂分类法，即沿袭汪昂的《医方集解》，将方剂按功效分为补养剂、发表剂等22类。第二节介绍了四君子汤、四物汤等40个基本方剂的组成、功治及加减法。并选录近案6则，以说明对汤剂、丸剂、散剂和膏方的处理。

《膏方大全》成书于1929年，上海中医书局曾多次刊印。上编开篇阐明"膏方并非单纯之补剂"，其意义在于"救偏却病"。余篇通论膏方的效力、组织、用量、时期、煎熬、服食、禁忌、经验诸项。下编选录了咳嗽、痰饮、调经、白带等16种内、妇科病案及其膏方27首。

"对甘草粉蜜汤中'粉'的讨论"写于1958年，被收入《秦伯未医文集》。秦氏首先指出，《金匮要略》甘草粉蜜汤是杀虫方，甘草作为该方的君药，起着诱饵的作用，并批评了余云岫把《伤寒论》里的甘草误解为无用之物。接着分析了"毒药""瘥即止""如薄粥"的含义，并指出米粉的作用"在解毒而不在杀虫"。最后引据前人注释，说明甘草粉蜜汤中的"粉"当为铅粉。

"防老方——首乌延寿丹的我见"写于1958年，被收入《秦伯未医文集》。首乌延寿丹出自清末医家陆九芝的《世补斋医书》。秦氏详细介绍了该方的组成及制法、陆九芝对该方的评价，并结合自己的临床体会，指出该方的滋补作用具有不蛮补、不滋腻、不寒凉、不刺激的四大优点，总结了该方的六大适应证，并提出将该方从丸剂改为膏方的剂型改良意见。

"漫谈处方用药"写于1962年。秦氏通过举例，深入浅出地说明了处方用药必须根据理法、掌握基本治法有助于处方用药、灵活运用成方、重视药物的配伍、用药的数量和质量、处方的形式等中医处方的关键问题。其中列举了80个药对，分三类概括了药物的配伍作用。

前　言

在中医发展的历史长河中，民国是一个特殊的时期，它是古代中医与现代中医的转折点。在此时期，由于西医的强势造访，并携着"科学"以高姿态来论；中医除了以理论之，更注重的是以临床实效来争取话语权。因此，这一期造就了很多集理论与临床于一体的中医大家，如张锡纯、丁甘仁、恽铁樵等。他们的中医学著作，除了阐明中医学理，也大都具有较强的临床指导作用。而在这些著作中，最能体现他们临床经验与学术精华的，则集中在他们对药物应用与处方的阐释方面。为了能够更便于学习民国医家的学术经验，并将之用于临床与研究，我们此次精选了民国时期有代表性的七位名医：丁甘仁、张锡纯、恽铁樵、何廉臣、曹炳章、秦伯未、卢朋著，并将他们的药学与方剂学著作汇编成册，使读者更易于把握他们的临床经验与学术要点。通过方药互参，更便于临床医生将前辈们的经验转化到实践应用中，这对于传承民国中医学术和发扬中医的临床实用性都将起到良好作用。

此次的方药选集囊括了中医方药学著作的诸多层面，例如在方剂著作方面，不但有医家们的处方经验集，还有方剂学的教材讲义、方剂的科普通俗读物、膏方集、中成药手册等。所选的著作也均是方药学中该方向的代表性著作，如卢朋著的《方剂学讲义》，是当时最具代表性的方剂学教材；秦伯未的《膏方大全》，在当时的膏方著作中几乎无出其右者。另外值得一提的是，在这次编校中，曹炳章的《规定药品考正》与《经验随录方》，系由曹氏的手稿首次整理问梓，弥足珍贵。因时间与水平有限，还望读者们对此次编校的不足予以指正。

编　者

2016 年 4 月

整理说明

一、该书由秦氏《药性提要》《常用中药手册》《膏方大全》3 书，《中医入门》中之"药物之部""方剂之部"2 章及"对甘草粉蜜汤中'粉'的讨论""防老方——首乌延寿丹的我见"与"漫谈处方用药"3 篇组成。其中《药性提要》以 1930 年上海中医书局铅印本《家庭医药常识丛刊》为底本，《膏方大全》以 1935 年上海中医书局铅印本为底本，《常用中药手册》以 1954 年上海中医书局铅印本为底本，"药物之部""方剂之部"以 1959 年人民卫生出版社铅印本《中医入门》为底本，余以 1983 年湖南科学技术出版社铅印本《秦伯未医文集》为底本。

二、底本引文虽有化裁，但文理通顺，意义无实质性改变者，不改不注。惟底本有误，或引文改变原意时，方据情酌改。若仍存其旧，则加校记。

三、本书采用横排、简体，现代标点。容易产生歧义的简体字，则仍使用原繁体。版式变更造成的文字含义变化，今依现代版式予以改正，如"右药"，改"右"为"上"，不出注。

四、该书药名有与今通行之名用字不同者，为便利当代读者使用，一般改用通行之名［如"黄檗（蘗）"改作"黄柏"，"紫葳"改作"紫葳"，"姜蚕"改作"僵蚕"等］，但对古医籍中的某些固定用法，予以保留（如"乌鲗骨"）。

五、底本中医名词术语用字与今通行者不同者，为便于当代读者使用，一般改用通行之名（如"藏府"作"脏腑"，"舌胎"作"舌苔"，"症候"作"证候"等）。

六、底本目录与正文有出入时，一般依据其实际内容予以调整，力求目录与正文标题一致，不另加注。

七、凡底本中的异体字（如"荳"作"豆"、"办"作"辨"等）、俗写字，或笔画差错残缺，均径改作正体字，一般不出注。若显系笔误或误用之字，则径予改正（如"曰"误作"日"、"予"误作"子"等），不出注。

八、原底本中的双行小字，今统一改为单行小字。

九、书中疑难冷僻字及重要特殊术语，酌情予以简要注释。

十、为保存原著面貌，书中出现的犀角、虎骨等国家级保护动物药、禁用药等，仍予保留，读者在临证时应处以相应的替代品。

目 录
contents

药性提要

常用中药手册

中医入门·药物之部

中医入门·方剂之部

膏方大全

秦伯未医文集节选

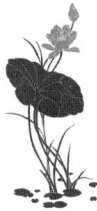

药性提要

秦伯未 著

序

药物之于医学，占在重要地位。然回顾我两千年来之本草，其适合于实用者有几！大抵前人之思想，太拘泥而守旧，且往往过神其说，于是繁而失实。非特初学者无以遵循不足，适以陷于荆棘丛中不能自拔。本书力求简净，惟主治是录，附以性味用量，使一览了然，绝无疑义。

研究药物，有一捷径。第一须明五味：辛者入肺，能散、能横行；苦者入心，能吐、能泄；甘者入脾，能补、能缓中；酸者入肝，能收敛；咸者入肾，能润下、能软坚。第二须知体质：轻者能浮、能升，可以上入心肺；重者能沉、能降，可以下行肝肾。中空者发表，内实者攻里。为枝者，达四肢；为皮者，达皮肤；为心、为干者，内行脏腑。枯燥者，入气分；润泽者，入血分。其要义也。

药性不外气味。寒热温凉，气也；酸苦甘辛咸淡，味也。气为阳而主升，味为阴而主降。气厚者为纯阳，薄为阳中之阴；味厚者为纯阴，薄为阴中之阳。气薄则发泄，厚则发热；味厚则泄，薄则通。故辛甘发散为阳，酸苦涌泄为阴；咸味降泄为阴，淡味渗泄为阳。酸咸无升，辛甘无降；寒无浮，热无降。用气者，取其动而能行；用味者，取其静而能守。药物虽庞，能扼定阴阳，岂难透澈哉！

天地间不正之气，风、寒、暑、湿、燥、火六者而已。大法：风淫于内，治以辛凉；热淫于内，治以咸寒；湿淫于内，治以苦热；

火淫于内，治以咸冷；燥淫于内，治以苦温；寒淫于内，治以甘热。至若肝苦急，甘以缓之；肝欲散，辛以散之。心苦缓，酸以收之；心欲软，咸以软之。脾苦湿，苦以燥之；脾欲缓，甘以缓之。肺苦气上逆，苦以泄之；肺欲收，酸以收之。肾苦燥，辛以润之；肾欲坚，苦以坚之。此补泻之大要，寒热之施用也。

然知其宜，尤当知忌。盖药物得天地之偏，而非纯粹以精者也。故气病无多食辛，血病无多食咸，骨病无多食苦，肉病无多食甘，筋病无多食酸。而欲表散者，须远酸寒；欲降下者，勿兼辛甘。阳旺者，当知忌热；阴衰者，沉寒勿犯。上实者忌升，下实者忌秘；上虚者忌降，下虚者忌泄。甘勿施于中满，苦勿投于假热。慎之！戒之！

凡用药，更须求制炒之法。如酒炒则升提，姜炒则温散。用盐可入肾而软坚，用醋则注肝而收敛。童便除劣性而降下，米泔去燥性而和中。乳能润枯生血，蜜能甘缓益元。土炒者，藉土气以补中州；曲制者，抑酷性而勿伤上膈。黑豆甘草汤浸，并能解毒和中；羊酥猪脂涂烧，使其易以渗骨。去穰者免胀，去心者免烦。此制炒之妙，各有所宜也。至于有宜陈久者，则取其烈性渐减，火性渐脱；有宜新鲜者，则取其气味之全，功效之速。学者亦在所必考。

编纂竟，聊书一二于卷端。《内经》云：知其要者，一言而终；不知其要，流散无穷。窃有取焉。

中华民国十九年二月秦伯未书于海上谦斋

第一种　补益药提要

补气助阳药

人参

气味：甘、苦，微寒。

主治：补气生津。

用量：八分至三钱。

黄芪

气味：甘，微温。

主治：补气固表。生用托毒。

用量：二钱至五钱。

白术

气味：甘，温。

主治：补脾化湿。

用量：二钱至五钱。

甘草

气味：甘，平。

主治：补脾和中。_{生用解毒。}

用量：五分至钱半。

茯神

气味：甘，平。

主治：补心安神。

用量：三钱至六钱。

扁豆

气味：甘，微温。

主治：补脾化湿。

用量：钱半至四钱。

胡桃

气味：甘，温。

主治：补右肾，润血脉。

用量：三钱至五钱。

附子

气味：辛，温。有毒。

主治：补命火，逐寒湿。

用量：六分至三钱。

肉桂

气味：辛，温。

主治：补命火，温血脉。

用量：三分至一钱。

肉苁蓉

气味：甘，微温。

主治：补肾，兴阳，滑肠。

用量：三钱至五钱。

锁阳

气味：甘，温。

主治：补肾，兴阳，滑肠。

用量：三钱至五钱。

羊肉

气味：甘，温。

主治：补虚劳，温气血。

鹿茸

气味：甘，温。

主治：补督脉，益精气。

用量：五分至二钱。

海狗肾

气味：甘、咸，温。

主治：补肾助阳。

用量：钱半至三钱。

补骨脂

气味：辛、苦，温。

主治：补命火，纳肾气。

用量：钱半至三钱。

骨碎补

气味：温，苦。

主治：补肾，续骨，和血。

用量：钱半至三钱。

蛤蚧

气味：咸，平。

主治：补肺，纳肾，定喘。

用量：三钱至六钱。

紫河车

气味：甘、咸，温。

主治：补肾，益气血。

用量：钱半至三钱。

补血养阴药

西洋参

气味：甘、苦，凉。

主治：补肺，生津，清火。

用量：一钱至三钱。

北沙参

气味：甘、苦，微寒。

主治：清养肺阴，下虚火。

用量：钱半至三钱。

石斛

气味：甘，平。

主治：清养胃阴，治虚热。

用量：二钱至四钱。

玉竹

气味：甘，平。

主治：平补三阴，祛风。

用量：二钱至三钱。

天冬

气味：甘、苦，平。

主治：滋肾水，润肺燥。

用量：钱半至三钱。

麦冬

气味：甘，平。

主治：补肺养胃，通脉生津。

用量：钱半至三钱。

黄精

气味：甘，平。

主治：补脾，润肺，生津。

用量：三钱至五钱。

山药

气味：甘，平。

主治：补脾生津。

用量：三钱至五钱。

山茱萸

气味：酸，平。

主治：补肝涩精。

用量：钱半至三钱。

地黄

气味：甘，寒。

主治：补血养阴。

用量：三钱至六钱。

当归

气味：甘、苦，温。

主治：补血活血。

用量：钱半至三钱。

白芍

气味：苦，平。

主治：养阴和荣，敛肝。

用量：钱半至三钱。

酸枣仁

气味：甘，平。

主治：补肝胆，宁心神。

用量：三钱至四钱。

柏子仁

气味：甘，平。

主治：补心脾，润血脉。

用量：三钱至四钱。

何首乌

气味：苦、涩，温。

主治：补肝肾，敛精气。

用量：三钱至五钱。

黑芝麻

气味：甘，平。

主治：养肝肾，润血脉。

用量：二钱至三钱。

菟丝子

气味：甘、辛，平。

主治：补肝肾，生精髓。

用量：钱半至三钱。

覆盆子

气味：甘、酸，平。

主治：补肝肾，缩小便。

用量：钱半至三钱。

蒺藜

气味：辛、苦，温。

主治：补肾，平肝息风。

用量：三钱至四钱。

枸杞子

气味：甘，平。

主治：补肾，润肺，纳气。

用量：钱半至三钱。

桑椹子

气味：甘，微寒。

主治：补肾明目。

用量：二钱至四钱。

女贞子

气味：甘、苦，平。

主治：补肝肾，强腰膝。

用量：二钱至四钱。

芡实

气味：甘，平。

主治：补脾，固精。

用量：三钱至五钱。

莲子

气味：甘，平。

主治：补脾，养神，固精。

用量：三钱至五钱。

龙眼

气味：甘，微温。

主治：补心脾，增血液。

用量：三钱至五钱。

燕窝

气味：甘，平。

主治：养阴润肺。

用量：钱半至三钱。

阿胶

气味：甘，平。

主治：养血润肺。

用量：钱半至三钱。

龟板

气味：甘，平。

主治：养阴潜阳。

用量：五钱至一两。

冬虫草

气味：甘，平。

主治：养肺益肾，治痨。

用量：钱半至三钱。

海参

气味：甘、咸，平。

主治：滋肾益精。

淡菜

气味：甘、咸，平。

主治：滋阴潜阳。

磁石

气味：辛、咸，平。

主治：补肾，潜阳，纳冲气。

用量：五钱至八钱。

第二种　收敛药提要

收敛血管药

白及

气味：辛、苦、涩，平。

主治：敛肺，生肌，止血。

用量：八分至钱半。

地榆

气味：苦、酸，寒。

主治：止血，凉血，固下。

用量：钱半至三钱。

樗白皮

气味：苦，寒。

主治：清热燥湿，固下。

用量：钱半至三钱。

棕榈皮

气味：苦、涩，温。

主治：止血，收脱。

用量：钱半至三钱。

柿干

气味：甘、涩，平。

主治：润肺，清肠，止血。

用量：钱半至三钱。

藕节

气味：甘、涩，平。

主治：导血，止血，凉血。

用量：三钱至五钱。

白矾

气味：酸、涩、咸，寒。

主治：收湿，降浊，解毒。

孩儿茶

气味：苦、涩，平。

主治：收湿，止血，生肌。

用量：钱半至二钱。

石榴皮

气味：酸、涩，温。

主治：涩肠止血。

用量：一钱至二钱。

乌梅

气味：酸、涩，温。

主治：和肝，敛肺，涩肠。

用量：五分至一钱。

木瓜

气味：酸、涩，温。

主治：敛肝，舒筋，化湿。

用量：钱半至三钱。

赤石脂

气味：甘，平。

主治：收湿，固下，止血。

用量：钱半至三钱。

禹余粮

气味：甘，寒。

主治：清热，固下，止血。

用量：五钱至一两。

花蕊石

气味：酸、涩，平。

主治：祛瘀，使血化水。

用量：钱半至三钱。

收敛精气药

五味子

气味：酸，温。

主治：益肺肾，敛虚汗。

用量：五分至八分。

五倍子

气味：咸、酸，寒。

主治：敛气，涩肠，降火。

用量：钱半至三钱。

没食子

气味：苦、涩，温。

主治：涩精，固气，收汗。

用量：钱半至三钱。

金樱子

气味：酸、涩，平。

主治：涩精，敛气，固肠。

用量：钱半至三钱。

诃子

气味：苦、酸，温。

主治：敛肺，涩肠。

用量：一钱至二钱。

御米壳

气味：酸涩，微寒。

主治：涩肠，敛肺，固精。

用量：八分至钱半。

莲蕊须

气味：甘、涩，温。

主治：益心肾，涩精气。

用量：八分至一钱。

白果肉

气味：甘、涩，温。

主治：敛肺气，止带浊。

用量：三钱至五钱。

龙骨齿

气味：甘、涩，平。

主治：敛心神，潜浮阳。

用量：三钱至五钱。

牡蛎

气味：咸、涩，平。

主治：化顽痰，潜肝阳。

用量：四钱至一两。

第三种　发散药提要

发散风寒药

麻黄

气味：辛，温。

主治：开腠理，发寒邪。

用量：五分至八分。

桂枝

气味：辛，温。

主治：和荣卫，散风寒。

用量：八分至钱半。

荆芥

气味：辛，温。

主治：发表，祛风，理血。

用量：钱半至三钱。

紫苏

气味：辛，温。

主治：发表，散寒，理气。

用量：钱半至三钱。

升麻

气味：甘、苦，平。

主治：升阳，散风，解毒。

用量：八分至钱半。

葛根

气味：辛、甘，平。

主治：解肌，升阳，散邪。

用量：一钱至二钱。

柴胡

气味：苦，平。

主治：和解，升阳，散邪。

用量：八分至钱半。

细辛

气味：辛，温。

主治：开窍，搜风，散寒。

用量：三分至八分。

生姜

气味：辛，温。

主治：散寒，发表，止呕。

用量：八分至钱半。

葱白

气味：辛、甘，温。

主治：散寒，解肌，通阳。

用量：一钱至钱半。

发散风热药

薄荷

气味：辛，凉。

主治：发表汗，散风热。

用量：八分至钱半。

菊花

气味：苦，平。

主治：清头目，疏风热。

用量：钱半至三钱。

牛蒡

气味：辛，平。

主治：宣肺散结，清热祛风。

用量：二钱至三钱。

苍耳子

气味：甘、苦，微温。

主治：通头顶，散风热。

用量：钱半至二钱。

蔓荆子

气味：辛、苦，微寒。

主治：上头巅，散风热。

用量：钱半至二钱。

辛夷

气味：辛，温。

主治：通七窍，散风热。

用量：八分至钱半。

谷精珠

气味：辛，温。

主治：散风热，明眼目。

用量：三钱至四钱。

西河柳

气味：苦，平。

主治：行气血，发痘疹。

用量：八分至钱半。

芫荽

气味：辛，温。

主治：消水谷，发痧疹。

用量：八分至一钱。

樱桃核

气味：甘，热。

主治：达肌表，发痧痘。

用量：钱半至三钱。

桑叶

气味：甘，寒。

主治：清肝肺，祛风热。

用量：钱半至三钱。

杉木

气味：辛，微温。

主治：散风毒，消肿疡。

用量：钱半至三钱。

豆豉

气味：辛、苦，微寒。

主治：解肌表，除烦热。

用量：三钱至四钱。

蝉衣

气味：甘，寒。

主治：宣肺气，散风热。

用量：八分至钱半。

发散风湿药

防风

气味：辛，温。

主治：发表，散风，胜湿。

用量：一钱至二钱。

白芷

气味：辛，温。

主治：解肌，散风，除湿。

用量：八分至钱半。

威灵仙

气味：辛、咸，温。

主治：通经络，疗痛风。

用量：八分至钱半。

五加皮

气味：辛、苦，温。

主治：壮筋骨，祛风湿。

用量：钱半至三钱。

藁本

气味：辛，温。

主治：通脑，散风寒湿。

用量：钱半至二钱。

羌、独活

气味：辛、甘，温。

主治：搜风，发表，胜湿。

用量：八分至一钱。

天麻

气味：辛，温。

主治：疏痰气，除眩晕。

用量：八钱至钱半。

海风藤

气味：辛，温。

主治：通经络，祛风湿。

用量：钱半至三钱。

海桐皮

气味：辛，温。

主治：行经络，祛风湿。

用量：钱半至三钱。

钻地风

气味：辛，温。

主治：搜风胜湿。

用量：钱半至三钱。

寻骨风

气味：辛，温。

主治：搜风胜湿。

用量：钱半至三钱。

虎骨

气味：辛，温。

主治：追风健骨。

用量：三钱至六钱。

全蝎

气味：辛、甘，有毒。

主治：搜风治惊。

蜈蚣

气味：辛、温，有毒。

主治：通络散风。

发散寒湿药

香薷

气味：辛，温。

主治：发汗燥湿。

用量：五分至八分。

苍术

气味：辛、甘，温。

主治：发汗燥湿。

用量：八分至钱半。

秦艽

气味：辛、苦，温。

主治：活^①血，散风寒湿。

---

① 活：原作"括"，今据文义及字形改。

用量：钱半至三钱。

木贼

气味：甘、苦，温。

主治：发汗，利湿，退翳。

用量：钱半至二钱。

浮萍

气味：辛，平。

主治：发汗利湿。

用量：八分至一钱。

艾叶

气味：辛、苦，温。

主治：温气血，逐寒湿。

用量：一钱至二钱。

蛇床子

气味：辛、苦，温。

主治：温子脏，逐寒湿。

胡芦巴

气味：辛，温。

主治：壮元阳，除寒湿。

用量：八分至钱半。

川椒

气味：辛，温。

主治：助命火，散寒湿。

用量：八分至一钱。

茴香

气味：辛，热。

主治：暖丹田，祛寒湿。

用量：一钱至钱半。

蚕砂

气味：辛、甘，温。

主治：祛寒，燥湿，胜风。

用量：三钱至五钱。

蟾酥

气味：辛，温。有毒。

主治：助阳气，散寒湿。

第四种　利尿药提要

通利淋浊药

木通

气味：苦，寒。

主治：利尿，引火下行。

用量：钱半至二钱。

石韦

气味：甘、苦，微寒。

主治：利尿窍，清湿热。

用量：钱半至三钱。

瞿麦

气味：苦，寒。

主治：通淋，清热，破血。

用量：钱半至三钱。

萹蓄

气味：苦，平。

主治：通淋，清热，杀虫。

用量：钱半至三钱。

萆薢

气味：甘、苦，平。

主治：祛风湿，通淋浊。

用量：钱半至三钱。

地肤子

气味：甘、苦，寒。

主治：通淋浊，洗恶疮。

用量：钱半至三钱。

冬葵子

气味：甘，寒。

主治：滑尿窍，利湿热。

用量：钱半至三钱。

苎麻根

气味：甘，寒。

主治：祛瘀精，通血淋。

用量：钱半至三钱。

海金沙

气味：甘，寒。

主治：通血淋，渗湿热。

用量：钱半至三钱。

滑石

气味：甘，寒。

主治：滑尿窍，利湿热。

用量：三钱至四钱。

淡渗水湿药

通草

气味：甘，寒。

主治：通窍利尿。

用量：八分至一钱。

灯心

气味：甘，寒。

主治：清心利尿。

用量：五分至八分。

车前子

气味：甘，寒。

主治：益肾利尿。

用量：钱半至三钱。

通天梗

气味：甘，微寒。

主治：通窍利尿。

用量：钱半至三钱。

薏仁

气味：甘，微寒。

主治：除湿舒筋。

用量：三钱至五钱。

杜赤豆

气味：甘、酸，微寒。

主治：利湿排脓。

用量：五钱至八钱。

茯苓

气味：甘，平。

主治：扶脾化湿。

用量：三钱至四钱。

第五种　涌吐药提要

涌吐痰涎药

甜瓜蒂

气味：苦，寒。

主治：宣上膈，吐热痰。

用量：一钱至钱半。

乌附尖

气味：辛，温，有毒。

主治：通经络，吐寒痰。

用量：八分至钱半。

常山

气味：辛、苦，寒。

主治：行水气，吐疟痰。

用量：钱半至三钱。

藜芦

气味：辛、苦，寒。有毒。

主治：通巅顶，吐风痰。

涌吐毒物药

老鸦蒜

气味：辛，温。

主治：辟恶气，吐毒物。

生桐油

气味：甘，寒。大毒。

主治：祛风痰，吐砒毒。

芥末

气味：辛，热。

主治：吐鸦片毒。

胆矾

气味：辛、涩，寒。

主治：吐麻醉毒。

第六种　泻下药提要

泻下热积药

大黄

气味：大苦，大寒。

主治：泻热积，下瘀血。

用量：钱半至三钱。

番泻叶

气味：苦，寒。

主治：泻热积，下水气。

用量：钱半至三钱。

瓜蒌仁

气味：甘、苦，寒。

主治：降痰气，利肺肠。

用量：三钱至四钱。

郁李仁

气味：甘、酸，平。

主治：生胆汁，通大便。

用量：钱半至三钱。

麻仁

气味：甘，平。

主治：润肠胃，通大便。

用量：钱半至三钱。

肥皂荚

气味：辛，平。

主治：去垢秽，泻热毒。

用量：钱半至三钱。

青礞石

气味：甘、咸，寒。

主治：平肝气，泻热痰。

用量：三钱至四钱。

芒硝

气味：辛、苦、咸，寒。

主治：泻热，润燥，软坚。

用量：一钱至三钱。

元明粉

气味：辛、甘，寒。

主治：泻热，软坚，通便。

用量：一钱至三钱。

五谷虫

气味：辛、甘，寒。

主治：清热毒，消疳积。

用量：钱半至三钱。

泻下寒积药

巴豆

气味：辛，热。大毒。

主治：攻痰积，泻寒毒。

用量：八分至钱半。

蓖麻子

气味：辛、甘。有毒。

主治：通窍道，泻积滞。

用量：一钱至二钱。

硫黄

气味：酸，热。有毒。

主治：助阳，利肠，杀虫。

硇砂

气味：咸，热。有毒。

主治：破癥瘕，泻肉积。

泻下水饮药

葶苈

气味：辛、苦，寒。

主治：泻肺，下气，行水。

用量：一钱至二钱。

甘遂

气味：苦，寒。有毒。

主治：大泻经隧水饮。

用量：五分至一钱。

芫花

气味：苦，寒。有毒。

主治：大泻五脏水饮。

用量：五分至一钱。

大戟

气味：苦，寒。有毒。

主治：大泻六腑水饮。

用量：五分至一钱。

商陆

气味：苦，寒。有毒。

主治：大泻脏腑水饮。

用量：五分至一钱。

牵牛

气味：辛、苦，寒。

主治：泻湿热，利二便。

用量：八分至钱半。

泽漆

气味：辛、苦，微寒。

主治：祛瘀，泻痰，利二便。

用量：钱半至三钱。

防己

气味：辛、苦，寒。

主治：通经络，泻湿热。

用量：钱半至三钱。

白颈蚯蚓

气味：咸，寒。

主治：泻热，利水。

鸡矢白

气味：甘、咸，微寒。

主治：下水，消胀。

第七种　理气药提要

宣肺润气药

桔梗

气味：辛，微温。

主治：宣肺理气。能载药上行。

用量：八分至一钱。

马兜铃

气味：苦、辛，寒。

主治：开肺降气，化痰热。

用量：八分至钱半。

胖大海

气味：甘，平。

主治：润肺，化痰，清热。

用量：钱半至三钱。

前胡

气味：苦，寒。

主治：祛风，化痰。

用量：钱半至三钱。

白前

气味：辛、苦，微寒。

主治：泻肺降气。

用量：钱半至二钱。

苏子

气味：辛，微温。

主治：下气化痰。

用量：三钱至四钱。

紫菀

气味：苦，温。

主治：温肺，下气化痰。

用量：钱半至三钱。

款冬

气味：辛，温。

主治：温肺下气。

用量：钱半至三钱。

旋覆花

气味：咸，温。

主治：顺气化痰。

用量：钱半至二钱。

杏仁

气味：甘、苦，温。

主治：润肺下气。<small>苦者能散。</small>

用量：三钱至四钱。

柿蒂

气味：甘、苦，平。

主治：下气，止热呃。

用量：一钱至二钱。

枇杷叶

气味：苦，平。

主治：润肺下气。

用量：钱半至三钱。

通气行滞药

香附

气味：辛、甘，平。

主治：调气解郁。

用量：钱半至三钱。

乌药

气味：辛，温。

主治：温通行气。

用量：一钱至二钱。

藿香

气味：辛、甘，微温。

主治：和胃，祛浊，止呕。

用量：钱半至三钱。

佩兰

气味：辛、苦，微温。

主治：和胃化湿。

用量：钱半至三钱。

沉香

气味：辛，微温。

主治：理气降痰。

用量：五分至一钱。

降香

气味：辛，温。

主治：降气宽中。

用量：五分至一钱。

檀香

气味：辛，温。

主治：理气和胃。

用量：五分至八分。

伽楠香

气味：辛，热。

主治：平肝，辟秽。

用量：五分至八分。

大腹皮

气味：辛，温。

主治：下气行水。

用量：二钱至三钱。

青皮

气味：苦、辛，温。

主治：行气消积。

用量：一钱至钱半。

香橼

气味：辛、甘、酸，温。

主治：行气，消食，止呕。

用量：八分至钱半。

佛手

气味：辛、甘，微温。

主治：行气化浊。

用量：八分至钱半。

山楂

气味：酸、甘，微温。

主治：行瘀滞，消肉积。

用量：钱半至三钱。

麦芽

气味：甘、咸，温。

主治：开胃消食。

用量：三钱至四钱。

谷芽

气味：甘，温。

主治：健脾化食。

用量：三钱至四钱。

神曲

气味：辛、甘，温。

主治：行气，化湿，消食。

用量：三钱至四钱。

行气通窍药

菖蒲

气味：辛，温。

主治：开心窍，祛痰湿。

用量：八分至钱半。

皂角

气味：辛、咸，温。

主治：通窍，祛风痰。

用量：一钱至二钱。

安息香

气味：辛、苦，平。

主治：开窍，安神，辟秽。

冰片

气味：辛，温。

主治：通诸窍，散郁火。

樟脑

气味：辛，热。

主治：通关，利滞，杀虫。

大蒜

气味：辛，温。

主治：通窍，辟秽，祛寒。

用量：一钱至钱半。

苏合香

气味：辛、甘，温。

主治：通窍，解郁，辟秽。

麝香

气味：辛，温。

主治：通窍，辟浊。

第八种　理血药提要

活血通络药

丹参
气味：苦，平。
主治：祛瘀生新。
用量：钱半至三钱。

赤芍
气味：苦，平。
主治：和荣活血。
用量：钱半至三钱。

郁金
气味：辛、甘、苦，寒。
主治：行气祛瘀。
用量：钱半至二钱。

泽兰
气味：辛、甘、苦，温。

主治：行血利水。

用量：钱半至三钱。

参三七

气味：甘、苦，微温。

主治：行瘀定痛。

用量：钱半至三钱。

落得打

气味：甘，平。

主治：行血疗伤。

用量：钱半至三钱。

伸筋草

气味：辛、苦，微温。

主治：伸筋活血。

用量：钱半至三钱。

马鞭草

气味：苦，微寒。

主治：行水，活血，泻热。

用量：钱半至三钱。

天仙藤

气味：苦、辛，温。

主治：行气，活血，止痛。

用量：钱半至三钱。

鸡血藤

气味：苦，温。

主治：活血，舒筋。

用量：钱半至三钱。

狗脊

气味：苦，平。

主治：通脉络，利关节。

用量：钱半至三钱。

牛膝

气味：苦、酸，平。

主治：强腿足，泻恶血。

用量：钱半至三钱。

杜仲

气味：辛，平。

主治：益腰肾，舒筋络。

用量：钱半至三钱。

续断

气味：苦，微温。

主治：通血脉，续筋骨①。

用量：钱半至三钱。

丝瓜络

气味：甘，寒。

主治：通络，凉血，解毒。

用量：钱半至三钱。

路路通

气味：辛、甘，平。

主治：通气机，除水湿。

用量：钱半至三钱。

桑枝

气味：甘、微辛，寒。

主治：利关节，祛风湿。

用量：三钱至一两。

苏木

气味：甘、咸、辛，寒。

---

① 骨：原作"毒"，今据文义改。

主治：行血祛瘀。

用量：钱半至三钱。

蒲黄

气味：甘，平。

主治：活血祛瘀。

用量：钱半至三钱。

新绛

气味：咸，平。

主治：活血通络。

用量：八分至一钱。

血竭

气味：甘、咸，平。

主治：和血散瘀，敛疮。

用量：八分至一钱。

乳香

气味：辛、苦，温。

主治：调气活血，伸筋。

用量：八分至钱半。

没药

气味：辛、苦，平。

主治：活血散瘀，定痛。

用量：八分至钱半。

五灵脂

气味：甘，温。

主治：行血止痛。

用量：钱半至三钱。

两头尖

气味：甘，微寒。

主治：通经化浊。

用量：钱半至三钱。

穿山甲

气味：咸，寒。

主治：通经络，达病所。

用量：钱半至三钱。

破血祛瘀药

三棱

气味：苦，平。

主治：泻气，破血。

用量：八分至钱半。

莪术

气味：辛、苦，温。

主治：破血攻瘀。

用量：八分至钱半。

益母草

气味：辛、苦，微温。

主治：行水，祛瘀。

用量：钱半至三钱。

千金子

气味：辛，温。

主治：下水，破血。

用量：钱半至二钱。

红花

气味：辛，温。

主治：行血祛瘀。

用量：八分至钱半。

紫草

气味：甘、咸，寒。

主治：清血热，泻毒。

用量：八分至钱半。

茜草

气味：苦、酸，温。

主治：祛瘀生新。

用量：钱半至二钱。

王不留行

气味：甘、苦，平。

主治：行水，逐瘀。

用量：钱半至三钱。

刘寄奴

气味：苦，温。

主治：破血通经。

用量：钱半至三钱。

桃仁

气味：甘，平。

主治：和荣祛瘀。

用量：钱半至三钱。

琥珀

气味：甘，平。

主治：利水，安神，祛瘀精。

用量：三分至八分。

䗪虫

气味：苦，微寒。有毒。

主治：破坚癥，通血脉。

用量：五分至八分。

水蛭

气味：咸，平。有毒。

主治：破瘀癥，通月经。

用量：五分至八分。

虻虫

气味：咸，寒。有毒。

主治：破癥瘕，下血闭。

用量：五分至八分。

蛴螬

气味：咸，微温。有毒。

主治：破瘀血，去翳障。

用量：六分至一钱。

第九种　温热药提要

温运中气药

干姜

气味：辛，温。

主治：温中祛寒。

用量：五分至一钱。

良姜

气味：辛，热。

主治：暖胃，散寒，止痛。

用量：八分至钱半。

豆蔻

气味：辛，温。

主治：暖胃，行气。

用量：八分至一钱。

砂仁

气味：辛，温。

主治：行气，醒脾。

用量：八分至一钱。

草果

气味：辛，热。

主治：温脾胃，祛寒瘀。

用量：钱半至三钱。

荜茇

气味：辛，热。

主治：温中，下气。

用量：八分至一钱。

丁香

气味：辛，温。

主治：暖胃，降逆。

用量：五分至一钱。

木香

气味：辛、苦，温。

主治：行气导滞。

用量：八分至钱半。

益智仁

气味：辛，热。

主治：温脾肾，缩小便。

用量：钱半至三钱。

胡椒

气味：辛，热。

主治：暖胃，下气，消痰。

用量：六分至一钱。

薤白

气味：辛、苦，温。

主治：通阳蠲浊。

用量：八分至钱半。

厚朴

气味：辛、苦，温。

主治：散气，燥湿，化食。

用量：八分至一钱。

温和血分药

川芎

气味：辛，温。

主治：行血气，升清阳。

用量：八分至一钱。

炮姜
气味：辛、苦，热。
主治：温经止血。
用量：五分至一钱。

姜黄
气味：辛、苦，温。
主治：行气破血。
用量：五分至一钱。

延胡
气味：辛，温。
主治：利气活血。
用量：钱半至三钱。

紫檀
气味：辛，温。
主治：和荣理气。
用量：五分至一钱。

桂心
气味：辛、苦，寒。

主治：温血，通经，托脓。

用量：三分至八分。

吴萸

气味：辛，温。小毒。

主治：温肝，降逆。

用量：五分至八分。

乌贼骨

气味：咸，温。

主治：温经止带。

用量：钱半至三钱。

伏龙肝

气味：辛、甘，温。

主治：温荣，燥湿，止吐。

用量：五钱至一两。

紫石英

气味：甘，温。

主治：温营，镇心，补肝。

用量：钱半至三钱。

第十种　寒凉药提要

清热降火药

知母

气味：苦，寒。

主治：清肺，滋肾，泻火。

用量：二钱至三钱。

天花粉

气味：甘，寒。

主治：清肺，润燥，生津。

用量：三钱至四钱。

芦根

气味：甘，寒。

主治：降胃火，止哕呕。

用量：五钱至一两。

青黛

气味：咸，寒。

主治：泻肝火，治疳郁。

用量：五分至八分。

夏枯花

气味：苦，微寒。

主治：清肝火，散郁结。

用量：钱半至三钱。

钩藤

气味：甘、微苦，寒。

主治：清心肝，祛风热。

用量：三钱至四钱。

山栀

气味：苦，寒。

主治：清肺，解郁。

用量：钱半至三钱。

桑皮

气味：甘，寒。

主治：泻肺热，利水。

用量：八分至二钱。

青葙子

气味：苦，微寒。

主治：清肝火，明目。

用量：钱半至三钱。

决明子

气味：甘、苦、咸，平。

主治：清肝，益肾，明目。

用量：钱半至三钱。

石膏

气味：辛，微寒。

主治：清胃火，解肌表。

用量：三钱至八钱。

代赭石

气味：苦，寒。

主治：镇气逆，平肝火。

用量：钱半至三钱。

石决明

气味：咸，平。

主治：清肝肺，潜风阳。

用量：三钱至五钱。

清热燥湿药

黄连

气味：大苦，大寒。

主治：清心，泻火，燥湿。

用量：三分至八分。

贯众

气味：苦，微寒。

主治：清湿热，止崩带。

用量：钱半至三钱。

胡黄连

气味：苦，寒。

主治：清湿热，疗惊疳。

用量：八分至钱半。

黄芩

气味：苦，寒。

主治：清肝，泻火，燥湿。

用量：钱半至二钱。

黄柏

气味：苦，寒。

主治：泻相火，清湿热。

用量：钱半至三钱。

苦参

气味：苦，寒。

主治：坚阴，泻火，燥脾。

用量：钱半至三钱。

连翘

气味：苦，微寒。

主治：清气分，散结热。

用量：三钱至四钱。

茵陈

气味：苦，寒。

主治：清湿热，治黄疸。

用量：钱半至三钱。

槐实

气味：苦，寒。

主治：清湿热，凉大肠。

用量：钱半至三钱。

秦皮

气味：苦、涩，寒。

主治：清肝，化湿，止血。

用量：八分至钱半。

白头翁

气味：苦，寒。

主治：清血热，疗肠风。

用量：八分至钱半。

白鲜皮

气味：苦，寒。

主治：清热，燥湿，祛风。

用量：钱半至三钱。

龙胆草

气味：大苦，大寒。

主治：泻肝火，清湿热。

用量：八分至一钱。

金铃子

气味：苦，寒。

主治：泻肝火，清湿热。

用量：钱半至三钱。

清热解毒药

金银花

气味：甘，寒。

主治：清热，和荣，解毒。

用量：三钱至四钱。

地丁草

气味：辛、苦，寒。

主治：泻热毒，治疔疮。

用量：三钱至四钱。

蒲公英

气味：甘，寒。

主治：消乳痈，化热毒。

用量：钱半至二钱。

山豆根

气味：苦，寒。

主治：泻热，解毒，消肿。

用量：钱半至三钱。

板蓝根

气味：甘、苦，寒。

主治：凉血，解瘟毒。

用量：三钱至四钱。

马勃

气味：辛，平。

主治：清肺开音，止血。

用量：八分至一钱。

大青

气味：苦、咸，大寒。

主治：泻心胃热毒。

用量：八分至钱半。

蔷薇根

气味：苦、涩，寒。

主治：清胃，化湿，解毒。

用量：一钱至钱半。

芭蕉根

气味：甘，大寒。

主治：清胃火，解热毒。

用量：一钱至钱半。

漏芦

气味：甘，寒。有毒。

主治：泻热毒，消痈疽。

用量：钱半至三钱。

绿豆

气味：甘，寒。

主治：消积热，解百毒。

用量：三钱至五钱。

枳椇子

气味：甘，平。

主治：清湿热，解酒毒。

用量：钱半至三钱。

人中黄

气味：甘，寒。

主治：泻胃火，解疫毒。

用量：八分至钱半。

人中白

气味：甘，咸。

主治：降火，清疳热。

用量：钱半至三钱。

金汁

气味：甘、咸，寒。

主治：泻胃火，解疫毒。

用量：三钱至五钱。

清热凉血药

丹皮

气味：辛，寒。

主治：凉血散瘀。

用量：钱半至三钱。

白薇

气味：苦、咸，寒。

主治：清血热。

用量：钱半至三钱。

小蓟

气味：甘，凉。

主治：凉血，祛瘀，利水。

用量：钱半至二钱。

茅根

气味：甘，寒。

主治：清胃，凉血，止逆。

用量：三钱至四钱。

青蒿

气味：辛、苦，寒。

主治：清虚热，升清气。

用量：钱半至二钱。

地骨皮

气味：甘，寒。

主治：凉肝肾，清骨蒸。

用量：钱半至三钱。

元参

气味：苦、咸，微寒。

主治：滋荣阴，清肾火。

用量：钱半至三钱。

山茶花

气味：甘，微寒。

主治：凉血止衄。

用量：钱半至三钱。

芙蓉花

气味：辛，平。

主治：清肺，凉血，解毒。

用量：钱半至三钱。

旱莲草

气味：甘、咸，平。

主治：补肾，止血。

用量：钱半至三钱。

柏叶

气味：苦、涩，微寒。

主治：养阴，凉血。

用量：钱半至三钱。

藕汁

气味：甘、涩，微寒。

主治：凉血，祛瘀。

用量：五钱至一两。

犀牛角①

气味：苦、酸、咸，寒。

主治：凉心肾，解热毒。

---

① 犀牛角：今以水牛角代。

用量：三分至八分。

羚羊角

气味：苦、咸，寒。

主治：凉肝，息风，解毒。

用量：三分至八分。

第十一种　化痰药提要

温化寒痰药

半夏

气味：辛，温。有毒。

主治：化痰，燥湿，降逆。

用量：钱半至三钱。

草乌头

气味：辛、苦，大热。

主治：开顽痰，祛风湿。

用量：八分至一钱。

南星

气味：辛，温。有毒。

主治：化痰，燥湿，祛风。

用量：一钱至钱半。

远志

气味：辛、苦，温。

主治：通窍，化痰，安神。

用量：一钱至钱半。

陈皮

气味：辛，温。

主治：理气，化痰，行滞。

用量：钱半至三钱。

白附子

气味：辛、甘，大热。

主治：祛风痰，逐寒湿。

用量：一钱至二钱。

白芥子

气味：辛，温。

主治：利气，通络，豁痰。

用量：钱半至三钱。

鹅管石

气味：甘，温。

主治：助阳，温肺，化痰。

用量：三钱至五钱。

清化痰热药

贝母

气味：辛，平。

主治：润肺，化痰，解郁。

用量：二钱至三钱。

蒌皮

气味：甘，寒。

主治：润肺豁痰。

用量：二钱至三钱。

枳实

气味：苦，寒。

主治：破气，化痰，消积。

用量：八分至钱半。

竹沥

气味：甘，寒。

主治：清火，降痰。

用量：五钱至一两。

天竺黄

气味：甘，寒。

主治：清热，豁痰，安神。

用量：二钱至三钱。

橄榄

气味：苦、涩，平。

主治：生津，化痰。

莱菔子

气味：辛、甘，微寒。

主治：行气，化痰，清热。

用量：钱半至三钱。

牛黄

气味：苦，寒。

主治：清神，逐痰，定惊。

马宝

气味：甘、咸，平。

主治：化痰热，治癫狂。

狗宝

气味：甘、咸，平。

主治：祛痰，治噎膈。

猴枣

气味：苦，寒。

主治：清热，逐痰，降气。

用量：一分至三分。

海蛤壳

气味：苦、咸，平。

主治：清肺，化痰，利湿。

用量：三钱至五钱。

海浮石

气味：咸，寒。

主治：清肺，下气，化痰。

用量：三钱至五钱。

消化痰积药

射干

气味：苦，寒。

主治：润肺，化痰，解郁。

用量：八分至一钱。

山慈菇

气味：甘、微辛，寒。

主治：清热毒，化痰瘀。

用量：五分至八分。

海带
气味：咸，寒。
主治：清热化痰，软坚。
用量：钱半至三钱。

海藻
气味：咸，寒。
主治：清热化痰，软坚。
用量：钱半至三钱。

海苔
气味：咸，寒。
主治：化痰结，解热毒。
用量：钱半至三钱。

昆布
气味：咸，寒。
主治：化痰结，滑大肠。
用量：钱半至三钱。

荸荠
气味：甘，微寒。

主治：清热化痰，消积。

用量：五钱至一两。

海蜇

气味：咸，平。

主治：退热，化痰，软坚。

用量：五钱至一两。

僵蚕

气味：咸、辛，平。

主治：祛风，化痰，消肿。

用量：钱半至三钱。

瓦楞子

气味：甘、咸，平。

主治：化痰积，消血块。

用量：三钱至六钱。

硼砂

气味：甘、咸，微寒。

主治：祛痰热，消瘰核。

硇砂

气味：咸、苦、辛，热。

主治：破痰瘀，消肉积。

第十二种　驱虫药提要

消积杀虫药

百部

气味：甘、苦，微温。

主治：温肺，杀痨虫。

用量：八分至一钱。

榧子

气味：甘，温。

主治：补脾，杀虫，润肠。

用量：钱半至三钱。

使君子

气味：甘，温。

主治：补脾，杀虫，润肠。

用量：钱半至三钱。

大枫子

气味：辛，热。有毒。

主治：温肌肤，驱癞虫。

用量：八分至钱半。

獭肝

气味：甘、咸，温。

主治：补肝肾，杀传尸。

用量：八分至钱半。

露蜂房

气味：甘，平。有毒。

主治：祛风，解毒，杀虫。

天灵盖

气味：咸，平。

主治：扶正气，杀传尸。

芦荟

气味：大苦，大寒。

主治：清疳热，泻虫积。

用量：八分至钱半。

薏苡根

气味：甘，微寒。

主治：泻湿热，杀蛔虫。

用量：钱半至三钱。

槟榔

气味：辛、苦，温。

主治：泻气，攻坚，杀虫。

用量：钱半至二钱。

鹤虱

气味：辛、苦，温。

主治：杀蛔虫，泻痞积。

用量：八分至钱半。

雷丸

气味：苦，寒。

主治：清湿热，消虫积。

用量：一钱至钱半。

苦楝根

气味：微苦，寒。

主治：泻湿热，杀蛔虫。

用量：一钱至钱半。

石榴根

气味：苦、涩，寒。

主治：涩肠止痢。

用量：八分至钱半。

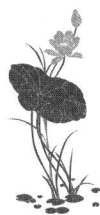

常用中药手册

秦伯未编　张赞臣校

序

　　中国医学的"诊疗体系"具有东方医学的特性，以掌握整体为出发的基本法则，和西方医学的发展道路颇不相同，此为过去"中西医学"争端的主要关键。现在已由苏联先进的巴甫洛夫学说的学习，开始认识了"祖国医学"的成就，由于"非致病因子"发生致病作用，以及"致病因子"可不发生致病作用的解释，对于中医的"寒热、虚实、表里、上下"在鉴别诊断上的重要性，有了进一步的体会，增加了历史上两大医学交流的极大可能性。这和新中国人民革命的胜利是分不开的。

　　"新旧医学"交流，不但是业务上的技术交流，应该看作东西文化交流的一个环节，而且必须这样做，才能使中国医学摆脱"机械唯物论"和"唯心论"的思想枷锁，走上新生的"综合医学"的正确道路，因此我们对祖国医学的"诊疗体系"必须有适当地重视。中医科学化的目的，不仅局限于业务上的科学化，更重要的是批判地研究、整理原有经验的"基本法则"，发掘其合理的内容，试作更科学的说明，这一工作，必须由进修后的中医和新医同志们相互学习，携手合作，才能达成愿望。虽然在学术上或有新旧之别，但在人事和业务上似不能再有"新旧"的分界，否则对交流工作的开展也许会有某些阻碍的。

　　四年以来的"中医进修"教育，不可否认，有着巨大的成就，特别在掌握"预防为主"这方面。但是也还存在着一些缺点,就是基础科学和临床应用没有很好地结合起来,形成暂时性的脱节,这一点也不可忽视。中医同志本来有他一定的技术水平,也有些个人的特殊经验;然而另一方面,他们为了文化水平的限制,对于祖国医学"原有经验"的体会和接受的程度并不相等,这是旧社会不重视文化教育所遗留下来的不良后果,其责任决不在中医师本身。因此,中医同志们在提高觉悟的政治教育下,为了适应目前需要,进一步做好人民卫生工作,先后提出了提高"原有经验"的教育应该和"进修"教育同时并进的要求,这自然是十分正确的。

中医的"诊疗体系"以掌握每一患者的运动发展的不同"证候"为中心任务。同一疾病在生活环境个性不同的患者机体内,往往能发生不同类型的各种"症候群",这在只认识"形态病理学"的学者们是不易理解的,因此在过去就有了中西、新旧的分界。我们并不否认中医的"诊疗体系"也不是完美无缺的,但是中医同志们掌握了原有的"诊疗体系",运用"综合疗法"的基本法则,对某些疾病的治疗,却有一定的成绩,这是我们主张以"原有经验"的提高教育作为"新旧医学"交流、综合的基础之唯一理由。

研究中国医学的某一部门,必须对此历史成果——原有诊疗体系有所了解,才能在临床上获得正确的认识,否则虽有成就,也只是片面的观察,必难尽符理想。中药的研究,自然也不能例外。

秦伯未同志对中药是素有研究的,他在帮助上海市中医师温课工作中,编写了《常用中药手册》一书,此书和我的《科学注解本草概要》的编写形式及读者对象,虽然在主观愿望与客观要求方面都不无差别,但目的只有一个,同样为了促进"医学现代化"和

"中药科学化"的要求，同样为了在"原有经验"基础上提高中医的技术水平，原则上实无二致。

现在秦同志的书即将出版，他以鸟瞰的方式，扼要地介绍中药的应用原则和适应范围，可谓煞费苦心。今后为了进一步寻求整体观的"综合疗法"的价值，亦即方剂组成的基本法则，我们准备再行编写一本《处方举例》。中医的方药配伍，对"诊疗体系"同样有着密切联系。治病以药物为工具，而治疗经验实寄托于方剂，由于运用方剂的方法不同，可以产生不同的效果，一般在临床上很少应用单方，这是中医的特点，也是特长。所以明了用药以后，更须明了处方的法则，才能使大家趋于一致。如读者同志们要在此一基础上更求发展，必须先行了解中医"诊疗体系"和中药临床上的联系，更进一步学习巴甫洛夫学说，批判细胞病理学和唯心论的错误思想，使原有"诊疗体系"获得科学的说明，藉以充实现代医学的内容，这是我们的希望。如果浅尝辄止，以此自满，走上"执方议病""问病下药"的老路，这就不免有负作者的苦心了！

张赞臣

一九五四年七月一日

引　言

　　我所懂得的是纯粹的旧医学，虽然平时也参考一些新说，还是从前的一套。在现时代里，不敢有什么写作。本书是偶然编成的，聊供同道作暂时参考。

　　今年一月，上海市卫生工作者协会办理中医师温课班，邀我帮助温习药物。希望从实际应用结合到温故知新的要求，并将业务技术提高一步，做好中医科学化的基础。我苦于没有适当的教材，仓卒地写了些提纲，中间有不少缺点和错误地方，好在自我写、自我讲，随时可以纠正。事后，温课班以外的同道们要求传观，只得与张赞臣君同加整理。张君为温课班副主任，提供了补充意见，非常感谢。

　　我常嫌中药太繁多，照《本草纲目》一千九百种左右。过去拘于"一物不知，儒者之耻"的传统思想，多少想了解一些全面概况，结果是学而不用，用而不精，徒然耗费精力和时间。其实药铺常备的只六七百种，同道习用的仅及半数，其中最繁用的当然更少。因此斟酌采取二百八十三种作为基本药物，顺便附带九十几种，以及使用时变通的若干种。

　　药物来源，不外动、植、矿。向多以此分类，我亦嫌其不切实用，故决定以效能为主，分为十六门。但因生药的成分复杂，效用广泛，无法肯定，只能暂以已得的成果为标准，列入主要部门，次要的附入其他部门之后。这样可以体会到各药对于生理的作用如何，或许和新药理也能作初步的联系。

每一种药，更分为"性味""适应""用量"三个项目。由于过去记载的错杂、矛盾，不容易找到正确的答案，大半照各方临床报告及个人和友好间的直接经验作基础，选择切实而接近科学的加以精简。也由于中药绝少单独使用，随着配合的适当，往往产生协同能力而获得意外良好的疗效，因此举例提出前人累积的成法，以便灵活运用。同时简略的介绍化学成分、现代学说和其他问题，附列"配伍""备注"两项。还是一种简要的提纲方式。

从总的方面说，本书的目的是：

1. 发掘前人经验和现在临床应用及广泛经验，希望认识习用各药的主治症状，确定其价值。

2. 向来存在的笼统、杂乱、以意为之的不正确观念，希望因此而逐渐转变到一定的法则。

3. 在精简而衷中参新的原则上，希望互相了解，做到中西医学术交流的桥梁。

至于编制体例和内容的不够具体，词句间也有很多不当之处。盼望同道们随时提出宝贵意见，加以指正，俾便修订。

秦伯未

一九五四年七月

第一章　滋补强壮药（包括激性药）

体内缺乏某种成分时，呈现一定的衰弱证候，即须给予某种补偿的药物，以迅速恢复其健康。滋补强壮药能改善病人的体质和营养，凡慢性疾患、重症恢复期，一切虚弱状态，均宜使用。倘在平时能够留意，服用亟需的补偿品，亦可收预防的效果。

鹿角胶（动）

[性味] 咸，温。

[适应] 发育不良，神经衰弱，腰脊痛，一切慢性及失血过多之虚脱症。

[用量] 一钱五分至三钱。陈酒燉烊，冲服亦可。

[配伍] 伴没药、发灰、茅根汁打面糊丸。鹿角胶丸——《济生方》。治房室劳伤。

[备注] 鹿角含鹿角素及钙盐。

本品为鹿角经煎熬提取之净汁。其煎剩之物，为"鹿角霜"，质松如粉，仍具温养作用而力逊。

鹿角初生如芽，上有圆突如蕈，名"鹿茸"。含鹿茸精、性激动素、碳酸胺、胶质、软骨质及蛋白质等。能治腰膝冷弱，阳痿早泄，用作强壮及激性药。

驴皮胶（动）

[性味]甘，平。

[适应]劳伤咳血，萎黄病，低血压症，病后衰弱及贫血性疾患等。亦常用于妇女调经、胎产。

[用量]一钱五分至三钱。陈酒燉烊，冲服亦可。

[配伍]

1.伴黄连、黄芩、芍药、鸡子黄。黄连阿胶汤——《伤寒论》方。治心烦，不得眠。

2.伴熟地、艾叶、川芎、当归、杜仲、白术。阿胶汤——《证治准绳》方。治妊娠胎动不安，频有流产。

[备注]含多量的氮；此外为钙、硫及组织氨基酸、蛋白氨基酸、离氨基酸等。能使赤血球与血色素增加。

昔年用山东阿井水熬煎，故称"阿胶"。用蛤粉拌炒者，质松形圆，名"阿胶珠"，功效同而黏性较减。

虎骨（动）

[性味]辛，温。

[适应]骨节痿弱，挛急，疼痛；小儿佝偻病，软骨病等。

[用量]一钱至三钱。先煎。

[配伍]伴龟板、黄柏、知母、熟地、牛膝、芍药、锁阳、当归。虎潜丸——朱丹溪方。治筋骨痿软，不能步履。

[备注]含磷酸钙、动物胶。

本品皆取虎之胫骨。亦可熬胶，名"虎骨胶"，效用相同。

鳖甲（动）

［性味］咸，平。

［适应］骨蒸潮热，三阴久疟；虚劳咳嗽，神经衰弱。凡热病恢复期，病后虚弱或有消耗热者均宜。

［用量］三钱至五钱。先煎。

［配伍］

1.伴首乌、厚朴、草果、陈皮、山楂、神曲、黄芩、麦芽、半夏、常山、柴胡、青皮、莪术、三棱。鳖甲丸——《圣济总录》方。治三阴疟久不愈。

2.伴熟地、柴胡、当归、麦冬、石斛、人参、秦艽。鳖甲地黄汤——《补遗方》。治劳热烦心，怔忡悸闷。亦治妇女血枯，体羸不长肌肉。

［备注］含动物胶、碘、铜、维生素丁等。亦为变质、退热药。本品熬胶，名"鳖甲胶"，补力较胜。

龟板（动）

（一名玄武板）

［性味］咸，寒。

［适应］骨蒸盗汗，腰脚痠软，梦遗滑精；女子子宫出血；小儿发育不全。并为肺结核病之补助药。

［用量］三钱至五钱。先煎。

［配伍］

1.伴黄柏、知母、熟地、猪脊髓，加蜜为丸。大补阴丸——朱丹溪方。治肺痿，咳血，烦热，盗汗等。

2. 伴黄芩、芍药、椿根皮、黄柏。龟板丸——《沈氏尊生》方。治妇人经水过多。

［备注］含胶质、脂肪及钙盐等。

本品熬胶，名"龟板胶"。与鹿角及人参、枸杞子熬胶，名"龟鹿二仙胶"，大补精髓。

紫河车（动）

［性味］甘、咸，温。

［适应］劳伤体弱，盗汗，遗精，一切慢性衰弱疾患。亦助小儿发育。

［用量］一钱至一钱五分。

［配伍］伴熟地、生地、天冬、当归、杞子、牛膝、五味子、苁蓉、黄柏、锁阳、杜仲。河车大造丸——吴球方。治虚劳损怯，老人精血衰退。

［备注］含激性素。

为我国脏器疗法之一种，亦为苏联①组织疗法常用材料之一。

桑螵蛸（动）

［性味］甘、咸，平。

［适应］阳痿，遗精，早泄，遗尿，小便不禁。

［用量］一钱至二钱。

［配伍］伴人参、龙骨、菖蒲、茯苓、龟板、当归。桑螵蛸

---

① 苏联：指前苏联。

散——《衍义》方。治劳伤心肾，小便频数，色如米泔。

[备注] 含蛋白质。

海狗肾（动）

（一名膃肭脐）

[性味] 咸，温。

[适应] 阳痿，精冷，腰脊痛。一切因性机能衰退而引起之头昏，目眩，食少，作泻，健忘，多梦等症。

[用量] 五分至一钱。

[备注] 含氮、磷、灰分、有机物及男性激动素等。

"羊卵"功效略同而力弱，可采为代用品。多用于膏滋方内，或作酒浸剂。

蛤蚧（动）

[性味] 咸，平。

[适应] 虚损气喘，年老哮呃及性神经衰弱。

[用量] 五分至八分。亦可研粉吞服。

[配伍]

1.伴人参——民间简方。治气喘，小便不禁。

2.伴知母、贝母、鹿角胶、枇杷叶、葛根、桑白皮、人参、甘草、杏仁。蛤蚧汤——《证治准绳》方。治肺痿羸瘦，涎涕稠黏。

[备注] 本品其力在尾，如用体部，效力殊弱，并宜取雌雄成对者用之。

人参（植）

[性味] 甘、苦，微寒。

[适应] 全身衰弱，心悸亢进，生殖力减退，老人虚喘；久病或大失血后之虚热，自汗，代谢机能障碍。并治急慢性病所致之休克。

[用量] 八分至一钱五分。急救须增益其量，宜另煎冲服。

[配伍]

1. 伴附子。参附汤——《世医得效方》。治气血暴脱，自汗，喘急，手足厥逆。

2. 伴鹿茸、芍药、白术、黄芪、肉桂、杞子、巴戟、菟丝、山药、归身、熟地。参茸固本丸——验方。治五劳七伤，腰痛，耳鸣，四肢痿软。

[备注] 含糖苷类人参素、人参副素及皂碱素、挥发油等。

本品有吉林参、高丽参之分，高丽参性质较温。其根尾名"参须"，效同而力薄。其蒂为"参芦"，略具升提作用。小者为"太子参"，功效远逊，但今药铺售者，别是一物，甚少补力。

又近人每以"党参"作为代用品，其实两药植物科属基本不同，作用亦异。

党参（植）

[性味] 甘，平。

[适应] 贫血萎黄，营养不良，病后衰弱，一切慢性虚证。

[用量] 一钱五分至三钱。

[备注] 含皂碱素及糖分等。

本品使血色素增多，红血球增加，白血球则反减少，此一补力作用，可认为由脾脏为之中介。

干地黄（植）

[性味] 甘，寒。

[适应] 虚劳，贫血，萎黄，吐血，躁烦；心脏衰弱，消削性疾患。亦常用于妇科调经胎产。

[用量] 三钱至五钱。

[配伍]

1. 伴白芍、当归、川芎。四物汤——《局方》。治一切血虚证候。

2. 伴山萸、山药、丹皮、泽泻、茯苓。六味地黄丸——钱乙方。治头眩，咽燥，耳鸣，腰膝软弱，遗精梦泄等症。

3. 伴人参、茯苓、白蜜。琼玉膏——朱丹溪方。治虚劳干咳。

[备注] 含甘露醇、地黄素及糖质、铁质。有强心作用，小量能使血管收缩，亦具抑制碳水化合物所引起的过血糖之效。

亦用为止血、清热、调经药。

本品分鲜、生、熟三种：古方只有干、生，不言熟用。凡古方"干地黄"，即今日所用之"生地"；其云"生地"，则为今日所用之"鲜生地"。鲜者，性尤寒凉，宜于热性病之高热，烦躁，舌绛，渴饮，吐血，衄血，脑充血及外科之急性炎肿。以干者蒸制，即为"熟地"，性微温，黏腻而偏于补肾，消化不良者勿用。

天冬（植）

[性味] 甘、苦，寒。

［适应］干咳，吐血，口燥，咽干，消耗性热病。

［用量］一钱五分至三钱。

［配伍］伴人参、熟地。三才丸——《证治准绳》方。治气血俱虚，津液不足。

［备注］含天冬素、糖分、淀粉及黏液质。

麦冬（植）

［性味］甘、微苦，寒。

［适应］虚劳，咳嗽，吐血，心烦，口渴，消耗热等症。

［用量］一钱五分至三钱。

［配伍］

1. 伴半夏、人参、甘草、大枣、粳米。麦门冬汤——《金匮》方。治肺痿咳喘，咽喉不利。

2. 伴天冬。二冬膏——《张氏医通》方。治肺胃燥热，津液不足。

［备注］含黏液质及糖类。

首乌（植）

［性味］苦、甘、涩，温。

［适应］阴虚血枯，神经衰弱，腰膝疼痛，营养性白发及妇人子宫出血，赤白带下。

［用量］一钱五分至三钱。

［配伍］伴当归、补骨脂、杞子、菟丝、牛膝、茯苓。七宝美髯丹——邵应节方。治肝肾两虚。

［备注］含大黄酸、卵磷脂、氮、淀粉、粗脂肪、矿物质等。能促进血液增生，并有强心作用。

亦用为变质药。

本品有鲜、干、制之别。习用以制者为多，干者力薄；鲜者宜于血热，过敏性症。

其茎为"夜交藤"，多用于安神，催眠。

菟丝子（植）

［性味］甘、辛，温。

［适应］阳痿，遗精，腰膝痛，神经衰弱，小便淋沥。并常用于妇科子宫出血，常习流产等。

［用量］一钱五分至三钱。

［配伍］

1.伴鹿角胶、鹿角霜、补骨脂、柏子仁、熟地、茯苓。斑龙丸——《医统》方。治元气不足。

2.伴苁蓉、鹿茸、香附、五味子、桑螵蛸、鸡内金。菟丝子丸——验方。治遗泄，盗汗，小便不禁。

［备注］含菟丝子树脂样苷。

亦用为收敛药。

潼蒺藜（植）

（一名沙苑子）

［性味］苦，温。

［适应］神经衰弱，头目昏晕，视力缺乏，腰痛，遗精等。

［用量］二钱至四钱。

［配伍］伴黄鱼鳔胶，蜜丸。聚精丸——《证治准绳》方。治梦遗滑泄。

［备注］含脂肪油、氧化鞣质、挥发性精油、树脂、维生素甲等。

另有一种"白蒺藜"，又名"刺蒺藜"，为消炎及变质药，功能散风、和血。治头痛眩晕，皮肤风痒，胸胁郁闷，乳闭肿毒等症。原植物与本品不同，但有时亦可与本品同用。

黄芪（植）

［性味］甘，温。

［适应］虚损羸瘦，营养不良，自汗，气怯，脑贫血，糖尿病等。亦用于儿科之痘疮内陷，妇科之崩中带下及外科中无热性外症之脓稀、疮口不敛者。

［用量］一钱五分至三钱。

［配伍］

1.伴人参、甘草、肉桂。保元汤——李东垣方。治营卫气血不足。

2.伴白术、防风。玉屏风散——《世医得效方》。治卫虚自汗不止。

3.伴银花、当归、川芎、白术、皂角刺、花粉、泽泻、甘草。黄芪内托散——《医宗金鉴》方。治外疡，化脓托毒。

［备注］含植物碱、蔗糖、葡萄糖、淀粉、黏液质、树胶、纤维素等。

本品施于补养，多取炙用。生者泻火，多用于内托已溃疮疡。专用其皮，为"黄芪皮"，多以固表止汗为目的。

苁蓉（植）

［性味］甘、酸、咸，温。

［适应］阳痿，遗精，腰膝冷痛，小便余沥。兼具缓下作用。

［用量］一钱五分至三钱。

［配伍］伴菟丝子、熟地、五味子、肉桂、人参、干姜、白术、远志、杜仲、巴戟、山萸、天冬。肉苁蓉丸——《苏沈良方》。治气血亏损，能驻容颜。

［备注］含列当素、醇素、脂肪油及糖质。

"锁阳"所含成分相似，效用亦相类，据谓即苁蓉之属，因有可代苁蓉之说。

山茱萸（植）

［性味］酸、涩，微寒。

［适应］神经衰弱，眩晕，耳聋，遗精，腰痠，小便频数等。

［用量］一钱五分至三钱。

［配伍］伴杜仲、熟地、山药、杞子、甘草、麦冬、龟板。左归饮——张景岳方。治口燥、盗汗、腰痠、遗泄等症。

［备注］含山茱萸苷、鞣酸、树脂、酒石酸等。

亦用为收敛药。

女贞子（植）

[性味] 甘、苦，凉。

[适应] 眩晕，耳鸣，烦躁，失眠，神经异常兴奋及神经性高血压。

[用量] 三钱至四钱。

[配伍] 伴旱莲草。二至丸——《证治准绳》方。治阴虚血少，头旋，眼黑。

[备注] 种子含葡萄糖及木蜜醇。

亦用为镇静药。

玉竹（植）
（一名葳蕤）

[性味] 甘，平。

[适应] 消耗热，阴虚咳嗽，津少口渴，糖尿病及病后衰弱症。

[用量] 一钱五分至三钱。

[配伍] 伴川贝、茯苓、甘草、桔梗、橘红、紫菀。玉竹饮——《张氏医通》方。治痰热咳逆。

[备注] 含葳蕤素甲及乙、多量黏液，加水分解成果糖、葡萄糖等。能使血糖减少，兼具强心作用。

枸杞子（植）

[性味] 甘，微温。

[适应] 神经衰弱，贫血萎黄，视力减退，阳痿，遗精等。

［用量］一钱五分至三钱。

［配伍］

1. 伴黄精。枸杞丸——《证治准绳》方。补精气。

2. 伴菊花、地黄、山萸、丹皮、泽泻、山药、茯苓。杞菊地黄丸——钱氏方。治肝肾不足，目视昏暗，盗汗，潮热。

［备注］含枸杞碱、脂肪、糖分等。本品有助营养的改善。

根为"地骨皮"，性甘而凉。治慢性病及热性病末期之消耗热，骨蒸，盗汗，口渴等症。

桑寄生（植）

［性味］甘、苦，平。

［适应］内伤，筋骨痿软，腰膝堕重；对高血压引起之症状可缓解。并可用为流产防止之目的。

［用量］一钱五分至三钱。

［配伍］

1. 伴独活、杜仲、牛膝、细辛、秦艽、肉桂、防风、川芎、当归、芍药、茯苓。独活寄生汤——《千金方》。治肝肾虚弱，寒湿内攻，腰腿拘急及筋骨挛痛等症。

2. 伴当归、川芎、续断、阿胶、香附、白术、人参。桑寄生散——《证治准绳》方。治胎漏，经血淋沥。

巴戟天（植）

［性味］甘、辛，微温。

［适应］神经衰弱，阳痿，遗泄，慢性风痹，直腹肌拘挛；亦治

妇女月经不调。

［用量］一钱至二钱。

［配伍］伴山萸、山药、熟地、杜仲、牛膝、苁蓉、茴香、枸杞、远志、菖蒲、五味子。还少丹——杨氏方。治脾肾俱虚，面色不华，腰膝无力，健忘，阳痿等。

［备注］含维生素丙一[①]。

狗脊（植）

［性味］甘、苦，温。

［适应］腰脊痿弱，足膝软疼，风寒湿痹，老人便溺不节等。

［用量］一钱五分至三钱。

［配伍］伴牛膝、海风藤、木瓜、桑枝、松节、续断、杜仲、秦艽、桂枝、熟地、当归。狗脊饮——验方。治气血俱亏，兼感风湿，手足麻木，不能行动。

杜仲（植）

［性味］甘、微辛，温。

［适应］腰脊痛，足膝痿软，高血压症；亦治孕妇腰重，习惯性流产。

［用量］三钱至四钱。须久煎。

［配伍］

1.伴紫河车、黄柏、龟板、牛膝、陈皮。补天丸——朱丹溪方。治肾损，气血衰弱。

[①] 一：疑衍。

2. 伴续断。杜仲丸——《证治准绳》方。治妊娠胎动，腰痛。

［备注］含橡皮质、树脂及灰分等。

续断（植）

［性味］苦、辛，微温。

［适应］虚损不足，腰脊痛，肢体痿痹，关节不利，折挫伤疼；亦治妇人常习流产，胎动崩漏。并可用于外科瘰疬，乳痈，诸疡肿毒，腐溃不愈等。

［用量］三钱至四钱。

［配伍］

1. 伴牛膝、萆薢、防风、川乌。续断丸——《局方》。治风寒湿痹，筋挛骨痛。

2. 伴当归、生地、赤芍。续断汤——《证治准绳》方。治妊娠下血。

［备注］含赝碱等。

牛膝（植）

［性味］苦、酸，平。

［适应］痿躄拘挛，腰膝痠重，四肢痹痛，折伤闪挫，金疮作痛；亦治妇女月经不调。

［用量］一钱五分至三钱。

［配伍］伴杜仲、萆薢、蒺藜、防风、菟丝子、苁蓉、肉桂。牛膝丸——《保命集》方。治肝肾虚损，骨痿，筋弱。

［备注］含钾盐等。本品能使血压暂时下降，微具利尿作用，对

子宫的运动有刺激性。

本品以怀产者为良。川产者为"川牛膝"，长于疏通脉络，流利骨节，并刺激腹下神经。

柏子仁（植）

［性味］辛、甘，平。

［适应］神经衰弱，心悸，失眠，烦躁等。亦用于老年便秘，常习便闭，或便通不畅者。

［用量］三钱至四钱。

［配伍］伴杞子、麦冬、当归、菖蒲、茯神、玄参、熟地、甘草。柏子养心丸——《体仁汇编》方。治精神恍惚，怔忡惊悸，健忘，遗泄。

［备注］亦用为镇静、缓下药。

冬虫夏草（植）

［性味］甘，温。

［适应］肺虚咳嗽，神经衰弱，腰膝痠软，阳痿，早泄等。

［用量］一钱五分至三钱。

［配伍］伴鸭煮食，民间单方。治劳损。

淫羊藿（植）

（一名仙灵脾）

［性味］辛、苦，温。

［适应］阳痿，骨节挛急，精神疲乏；亦用于女子生殖机能减退。

［用量］一钱五分至三钱。

［配伍］伴当归、桃仁、川芎、骨碎补、肉桂、木香、羌活、麝香。仙灵脾散——《证治准绳》方。治腰脚痠软疼痛。

［备注］含淫羊藿苷。

补骨脂（植）

（一名破故纸）

［性味］甘、辛、苦，温。

［适应］阳痿，遗泄，顽痹腰痛，膝冷，虚寒泄泻；及女子子宫冷感。

［用量］一钱五分至三钱。

［配伍］

1.伴肉果、吴萸、五味子。四神丸——《证治准绳》方。治五更泄泻，久痢虚痛。

2.伴牛膝、骨碎补、肉桂、槟榔、安息香。补骨脂丸——《证治准绳》方。治腰脚疼痛不止。

［备注］含补骨脂素及红综色油，油中含多量树脂，油之主成分为软脂酸、油酸等；此外，并含微量之赝碱。

山药（植）

（一名薯蓣）

［性味］甘，平。

［适应］食欲不振，糖尿病，慢性肠炎，虚泻；遗精，盗汗，健忘等神经衰弱症。

［用量］三钱至四钱。

［配伍］伴人参、白术、芍药、川芎、麦冬、杏仁、茯苓、甘草、当归、地黄、桂枝、干姜、大枣。薯蓣丸——《金匮》方。治虚劳诸不足。

［备注］含黏液质、胆汁碱、淀粉、消化酵素、蛋白质、脂肪等。亦用为消化药；有刺激内分泌之效。

百合（植）

［性味］甘，平。

［适应］虚烦寒热，慢性气管炎之干咳；热性病后之神经衰弱，精神不安。

［用量］一钱五分至三钱。

［配伍］

1. 伴生地。百合地黄汤——《金匮》方。治百合病。

2. 伴芍药、当归、贝母、生地、熟地、麦冬、玄参、桔梗、甘草。百合固金丸——赵蕺庵方。治肺伤喘咳，痰血。

［备注］含蛋白质、脂肪、水解秋水仙碱及淀粉等。亦用为镇咳药。

秫米（植）

［性味］甘，微寒。

［适应］热性病后肠胃虚弱，腹肌挛急，入寐困难等。

［用量］三钱至四钱。包煎。

［配伍］伴半夏。半夏秫米汤——《内经》方。治阴虚目不瞑。

胡麻（植）

（俗名芝麻，一名巨胜子）

［性味］甘，平。

［适应］虚羸困乏，营养不良，慢性消削性之末梢神经炎。亦用于老人或产妇及病后肠液缺乏之大便秘结。

［用量］三钱至四钱。

［配伍］伴桑叶。扶桑丸——胡僧方。治羸尫，眼目昏花。

［备注］含胡麻油，其成分为油酸，并有少数脂肪酸之甘油酯。其不碱化部分为胡麻素。

亦用为缓下药。

芡实（植）

［性味］甘、涩，平。

［适应］遗精，遗尿，慢性泄泻及白浊带下等。

［用量］三钱至四钱。

［配伍］伴莲须、蒺藜、龙骨、牡蛎。金锁固精丸——验方。治遗精滑泄。

［备注］含蛋白质、脂肪、灰分、碳水化合物等。

龙眼（植）

（俗名桂圆）

［性味］甘，平。

［适应］健忘，怔忡，失眠，萎黄病，肢体倦怠；营养不良，病后衰弱症。

［用量］五枚至八枚。

［配伍］含葡萄糖、蔗糖、酒石酸、蛋白质、脂肪及含氮物等。本品用核，炙灰，研末，可止创伤出血。

胡芦巴

见兴奋药。

蛇床子

见兴奋药。

紫石英

见镇静药。

白术

见健胃消化药。

桑椹

见清凉退热药。

石斛

见清凉退热药。

覆盆子

见收敛药。

莲肉

见收敛药。

仙鹤草

见收敛药。

白扁豆

见收敛药。

当归

见妇科调经药。

第二章　变质药

凡能变更血液，调和组织，溶解及分散致病的沉着物，以改善新陈代谢的，都称为变质药。用后虽然细胞同受影响，但其结果，衰弱或病的细胞，比正常的先受影响，此种差异，由于抵抗力而不同。故用变质药的意义，在先使病的细胞破坏，再唤起健全的细胞新生。

穿山甲（动）

[性味] 咸，寒。

[适应] 风湿痹痛，筋骨拘挛，妇人乳汁不通。常用于外科乳癌，瘰疬，恶疮肿毒，有止痛排脓之力。

[用量] 一钱五分至三钱。

[配伍]

1. 伴鳖甲、赤芍、大黄、干漆、桂心、川芎、芫花、当归、麝香。穿山甲散——《妇人大全良方》。治癥瘕。

2. 伴轻粉、黄丹。穿粉散——《医宗金鉴》方。治耳疮。

3. 伴乌头、海蛤，捣葱白汁和成厚饼，贴病者足心。——《卫生宝鉴》方。治中风瘫痪。

[备注] 本品服后，能使白血球增加。

白花蛇（动）

（一名蕲蛇）

［性味］甘、咸，温。

［适应］瘫痪四肢不仁，口眼㖞斜，湿痹拘挛，关节疼痛。

［用量］一钱至二钱。

［配伍］伴全蝎、当归、防风、羌活、独活、天麻、白芷、赤芍、甘草等，浸酒。白花蛇酒——《濒湖集验方》。治诸风麻痹。

［备注］其鳞上蜕脱之皮膜为"蛇蜕"，亦名"龙衣"。性较平，亦善祛风疾，治惊痫，癫仆及疥癣等皮肤病。

"乌梢蛇"色黑，尾细，性甘、平，功效略同而较逊。

僵蚕（动）

［性味］辛、咸，平。

［适应］风疹，惊痫，扁桃腺炎，肺炎喘咳。并用于外科丹毒，疔毒，痈肿等。

［用量］一钱五分至三钱。

［配伍］

1. 伴麝香、乌梢蛇、蝉衣、犀角、天麻、独活、南星、乌头、白附子、防风、朱砂。白僵蚕散——《证治准绳》方。治妇人中风，角弓反张，口噤，肤麻。

2. 伴牛黄、胆星、全蝎、麝香、犀角、钩藤、朱砂、蝉衣、天竺黄。经验方。治小儿急惊。

3. 伴白矾半生半熟，为末。开关散——《朱氏集验方》。治喉风喉痹。

[备注] 本品为蚕受细菌寄生，致发硬化症而死，外被白粉。近因提高育蚕技术，大力扑灭病蚕，来源缺少，市上暂无出售。

亦用为镇静药。

络石藤（植）

[性味] 苦，温。

[适应] 腰痛，关节不利，足膝痹软。并用于外科痈疮、热毒等症。

[用量] 一钱五分至三钱。

[配伍] 伴皂角刺、乳香、没药、瓜蒌、甘草。止痛灵宝散——《外科精要》方。治痈疽焮痛。

升麻（植）

[性味] 甘、辛、微苦，微寒。

[适应] 斑疹伤寒，痘疮，丹毒，口疮及喉头炎症。并治久泻，妇女崩漏等。

[用量] 八分至一钱五分。

[配伍]

1. 伴鳖甲、当归、雄黄、蜀椒、甘草。升麻鳖甲汤——《金匮》方。治阳毒，面赤如锦纹，咽中痛。

2. 伴犀角、羚羊角、防风、羌活、肉桂、茯苓。升麻汤——刘河间方。治热痹。

[备注] 含升麻苦味素，过量使用，能使肌肉弛松，激动胃部，

发生呕吐。

亦用为退热药。

一般以升麻之升，推想为升降之升，其论功用，遂以升提为言。兹按本品疏泄透达，实与柴胡相近，观升麻葛根汤配芍药、甘草之治斑疹发热及天行豌豆疮等自明，其例不胜枚举。

丹参（植）

[性味] 微苦，平。

[适应] 新陈代谢不调，萎黄病，妇人子宫机能减退。亦常用于外科淋巴腺肿、疮痈肿毒、乳腺炎等。

[用量] 一钱五分至三钱。

[配伍]

1.伴人参、茯苓、远志、玄参、天冬、柏子仁、枣仁、麦冬。天王补心丸——《世医得效方》。治惊悸、健忘、怔忡。

2.伴苦参、蛇床子、白矾，煎汤外洗。丹参汤——《证治准绳》方。治风癣作痒。

[备注] 含丹参苷。有排脓及促进组织新生之力。

亦用为调经药。

夏枯草（植）

[性味] 辛、苦，微寒。

[适应] 肝火内热，瘰疬，痔瘘，淋巴腺肿，妇人乳腺炎等。并有平降血压作用。

[用量] 一钱五分至三钱。

[配伍]

1.伴当归、白芍、玄参、贝母、川芎、昆布、桔梗、橘皮、红花、香附等，加白蜜成膏。夏枯草膏——成方。治肝旺血燥，瘰疬坚硬。

2.伴玄参、青盐、海藻、贝母、薄荷、白敛、连翘、大黄、生地、当归、硝石、桔梗、枳壳。内消瘰疬丸——《疡医大全》方。治瘰疬。

[备注]含盐化钾及难溶于水之有机碱物质。

对伤寒菌、霍乱菌、溶血链球菌A型，有较强之抗生力。

苍耳子（植）

[性味]甘、苦，温。

[适应]头风，脑漏，时流清涕，风寒湿痹，风疹，皮肤瘙痒。

[用量]一钱至二钱。

[配伍]伴辛夷、白芷、薄荷。苍耳子散——《证治准绳》方。治鼻渊。

[备注]含苍耳苷、脂肪、树脂、维生素丙等。

本品茎上，视有昆虫蛀眼者，即以折断，检取有似米蛀虫样之虫，名"苍耳虫"，用菜油浸后，涂敷疔疮甚验，俗称"疔疮一条虫"。

昆布（植）

[性味]咸，寒。

[适应]瘰疬，结核及甲状腺肿胀，并具有利尿作用。

［用量］一钱五分至三钱。

［配伍］伴海藻，蜜丸。《外台秘要》方。治项下卒肿如瘿。

［备注］含碘质、昆布酸、洋菜胶、甘露蜜醇、铁及钙、砒等。

海藻（植）

［性味］咸，寒。

［适应］痰热结气，淋巴腺肿胀，兼具平降血压作用。

［用量］一钱五分至三钱。

［配伍］伴黄连，研末，时时舐咽。丹溪方。治瘿气初起。

［备注］含碘质、蛋白质、脂肪及灰分等。

此外，食品中有"海带"，与本品同属藻类之海草，治效亦近似。

鳖甲

见滋补强壮药。

首乌

见滋补强壮药。

白蒺藜

见滋补强壮药。

乳香

见镇痛药。

萆薢

见利尿药。

杜赤豆

见利尿药。

白鲜皮

见清凉退热药。

银花

见消炎解毒药。

茜草

见收敛药。

桃仁

见妇科调经药。

第三章　兴奋药（包括强心药）

刺激中枢神经系，使机能低下而陷于衰弱的予以振奋；或发生虚脱，休克，使转呈兴奋现象，谓之兴奋药。亦使呼吸中枢、血管运动中枢兴奋机能因而亢进。并作用于心脏，使搏动加强，血液循环增速，故与强心药有密切关系。以前所称醒脑，开窍，提神，回阳等，皆属此类。

麝香（动）

（一名当门子）

〔性味〕辛，温，香窜。

〔适应〕中恶，中暑，昏迷不醒。热性病末期休克，脏器郁血 [①] 性之心腹暴痛胀满。并外用于恶疮肿毒，跌扑闪挫，与慢性炎症之疼痛，神经痛等。

〔用量〕五厘至一分。

〔备注〕含麝香酮、胆固醇、碳酸胺、磷酸钙、蛋白质等。其药理作用与樟脑类似。孕妇禁忌。

单独应用于内服的极少，多与他药配合为散剂或丸剂，如苏合香丸、紫雪丹、至宝丹、安宫牛黄丸，均含有本品。

---

① 郁血：瘀血。

蟾酥（动）

[性味] 辛，温。

[适应] 慢性循环障碍之水肿，静脉郁血及热性病伴有慢性心脏衰弱之痧证等。并当用于外科疔肿、发背、恶疮等症，有消散功能。

[用量] 六毫至一厘。

[备注] 含有复杂的有机成分，主要为甲种及乙种蟾酥毒素。其强心作用，与毛地黄相似，但无蓄积作用。对心脏性水肿，兼具利尿作用。外敷于局部皮肤或黏膜，有刺激性而发生麻痹。孕妇忌用。

本品少单独内服，丸剂中如内科之立生丹、外科之六神丸，均有配入。

万年青（植）

[性味] 甘、苦，寒。

[适应] 急性、热性病之心脏衰弱，肺气肿之心脏扩张及代偿障碍，萎缩肾及动脉硬化之心脏疲劳；兼具利尿作用。并外用于汤火伤、天泡疮等。

[用量] 六厘至一分五厘。

[备注] 含万年青苷、甲醇、丙酮、醋酸等。能增强心肌收缩，抑制心肌传导，兴奋迷走神经，可为毛地黄代用品。

此外，有"夹竹桃"，一名"水甘草"。含多种之苷、树脂性物质及结晶性物质等。亦具强心、利尿作用，类似毛地黄。但有甚强之毒性，用时宜谨慎。

冰片（植）

（一名龙脑）

〔性味〕辛、苦，微寒。

〔适应〕中暑昏晕，惊痫痰迷；热性病心脏衰弱，霍乱吐泻等。并常用于外科口腔、喉头诸炎症。

〔用量〕一分至二分。

〔备注〕含龙脑、松节油萜及松节油萜醇等。具刺激性而类似樟脑。亦用为镇痛药。

本品单独内服者亦少。外用作为消炎药，有渗透力，亦多配成散剂，如冰硼散、梅花点舌丹是。

桂枝（植）

〔性味〕辛、甘，温。

〔适应〕神经性动悸冲逆，慢性疾患之神经性腹痛，肠疝痛，贫血性头痛。亦治流行性感冒，有调和营卫之力。

〔用量〕三分至一钱。

〔配伍〕

1. 伴芍药、甘草、姜、枣。桂枝汤——《伤寒论》方。治太阳中风，营卫不谐。

2. 伴白术、茯苓、甘草。苓桂术甘汤——《金匮》方。治水气咳逆。

3. 伴干姜、附子、白术。桂枝姜附汤——《温病条辨》方。治寒湿，经络拘束。

4.伴生地、白芍、桃仁、甘草。桂枝桃仁汤——张璧方。治经前腹痛。

［备注］含桂枝精油。

前人谓本品无汗能发，有汗能止，其实须视配伍辅佐而定。如偕麻黄则出汗，与附子则止汗；若单独使用，则亢进刺激以助体温。

附子（植）

［性味］辛、甘，大热。

［适应］心腹冷痛，四肢厥逆，霍乱转筋，虚汗，泄泻及性机能衰弱疾患。心脏衰弱，陷于虚脱倾向时，以急救目的用之。

［用量］八分至二钱，急救宜益其量。

［配伍］

1.伴干姜、甘草。四逆汤——《伤寒论》方。治下利清谷，四肢厥逆。

2.伴白术、生姜、白芍、茯苓。真武汤——《伤寒论》方。治腹痛下利，肢冷多汗，冲气上逆等。

3.伴麻黄、甘草。麻黄附子甘草汤——《伤寒论》方。治太阳、少阴两感寒邪。

［备注］含多种赝碱，乌头碱为其主要成分，有唤起全身一切机能的力量。

市上另有"黄附块"，亦用本品制成，力薄不能使用于回阳。

胡芦巴（植）

［性味］苦，温。

［适应］肠管麻痹，腹肌挛急，神经衰弱，女子子宫冷感。

［用量］一钱五分至三钱。

［配伍］

1.伴小茴香、吴萸、巴戟、川乌。胡芦巴丸——《局方》。治疝气偏坠，腹痛。

2.伴三棱、干姜。胡芦巴散——《证治准绳》方。治寒积，疝癖冷痛。

［备注］含胡芦巴碱、胆碱、卵磷脂、植物固醇、甘露梓糖、脂肪油、蛋白质、水解乳糖等。

亦用为激性药。

蛇床子（植）

［性味］苦，平。

［适应］腰痛，四肢麻痹，阳痿，女子子宫冷感。亦可外用，洗湿痒阴疮、诸癣，有消毒作用。

［用量］一钱五分至三钱。

［配伍］伴威灵仙、大黄、苦参等，煎汤外洗。蛇床子汤——《医宗金鉴》方。治湿痒。

［备注］含左旋龙脑、松节油醇、樟脑烯等。

亦用为激性药。

本品生卑湿地区，蛇喜卧其下，一般防其有毒，极少用于内服。

木瓜（植）

［性味］酸、涩，温。

［适应］脚气肿满，霍乱转筋，腰膝堕重，四肢关节不利等。

［用量］一钱五分至三钱。

［配伍］

1. 伴虎骨、人参、五加皮、桑寄生、当归、黄芪。木瓜散——《证治准绳》方。治中风筋脉挛急，手足爪甲俱痛。

2. 伴茴香、吴萸、甘草。木瓜汤——《仁斋直指方》。治霍乱转筋。

［备注］含苹果酸、酒石酸、柠檬酸及维生素等。

本品具收敛性质，凡肝旺及湿热盛而拘挛者，切忌使用。

辛夷（植）

［性味］辛，温。

［适应］头风痛，眩冒，鼻塞流浊涕，肥厚性鼻炎等。

［用量］八分至一钱五分。

［配伍］

1. 伴川芎、白芷、菊花、前胡、生地、薄荷、赤苓。辛夷汤——《证治准绳》方。治头目昏眩，鼻塞声重，咯痰稠黏。

2. 伴荆芥、黄芩、神曲、南星、半夏、白芷、苍术。辛夷荆芥散——《沈氏尊生》方。治鼻流清涕。

［备注］含有精油，其主成分为丁香油、柠檬油、茴香油及油酸等。

白芷（植）

［性味］辛，温。

［适应］头风痛，肌肉风痹，皮肤风痒，颜面神经麻痹。亦用于外科化脓性痈肿，有止痛、排脓之效。

［用量］八分至一钱五分。

［配伍］

1.伴升麻、葛根、苍术、当归、柴胡、藁本、羌活、蔓荆子。白芷胃风汤——《沈氏尊生》方。治面目麻木，牙关紧急，眼目瞤动，或生疟腮。

2.伴升麻、桔梗、黄芪、茯苓、连翘、红花、甘草。白芷升麻汤——《证治准绳》方。治臂痈。

［备注］含挥发油及有机酸、白芷酸。少量能兴奋，大量应用时，易惹强直性及间代性痉挛发作，遂起麻醉作用。

天麻（植）

［性味］辛，温。

［适应］头晕，四肢麻痹不仁及小儿惊痫等。

［用量］八分至一钱五分。

［配伍］伴半夏、白术、神曲、茯苓、橘皮、干姜、黄柏、人参。半夏白术天麻汤——李东垣方。治风痰昏眩。

［备注］本品宜于神经衰弱，胃肠弛缓等虚证，有作镇静、镇痉药用者，非是。

沉香（植）

［性味］辛、苦，温。

［适应］郁闷，喘急，呃逆，神经性腹痛及胃痉挛等。

［用量］三分至八分。后入。

［配伍］

1. 伴乌药、槟榔、人参。四磨饮——《严氏方》。治七情气逆。

2. 伴人参、白术、诃子、乌药、香附、厚朴、三棱、莪术、神曲、槟榔。沉香升降散——《御药院方》。治一切气不升降，胁肋刺痛，胸膈痞塞。

［备注］含沉香油。亦可作矫味药用。

此外，别有"伽楠香"，即本品之一种，香气较烈，力亦优胜。

茶叶（植）

［性味］甘、苦，微寒。

［适应］精神疲倦，小便短赤，单纯头痛及泄泻，心脏及肺脏疾患之水肿。

［用量］一钱至三钱。

［配伍］

1. 伴山楂炭、赤砂糖。民间单方。治腹痛泻痢。

2. 伴川芎、薄荷、荆芥、羌活、白芷、防风、甘草。川芎茶调散——《局方》。治头目昏重，偏正头痛。

［备注］含咖啡因、可可碱及茶碱。三物之间，作用于中枢兴奋及呼吸兴奋，咖啡因最强，茶碱次之，可可最弱。若用作心脏兴奋及利尿，则茶碱最强，可可次之，咖啡因最弱。本品在三种成分之外，更含多量鞣酸，故兼肠收敛作用。

本品分红、绿两种：绿茶将叶焙去苦水，即可泡饮；红茶为经过蒸焙发酵制成者。

此外，别有"苦丁茶"，以"枸骨"叶焙制，习用于散肝风，清头目。

藁本

见镇痛药。

石菖蒲

见健胃消化药。

干姜

见健胃消化药。

参三七

见收敛药。

第四章 镇静药

镇静药使用之目的，主要为抑制大脑的精神活动与运动机能，为中枢抑制药中作用比较微弱的一类，与兴奋药互相对立。凡运动中枢之病的兴奋，或知觉机能的过度兴奋性，可使之趋向沉静。在中药内的潜阳、息风、安神、定惊一类，大都具此项效能。

牛黄（动）

［性味］甘，凉。

［适应］天行狂热，痉病痰壅，小儿惊痫，传染性热病之高热侵脑。亦为外科喉炎、口疮等症之外用药。兼具肠内消毒与退热作用。

［用量］五厘至一分。

［备注］本品为牛的胆囊或消化道内病的产物，其成分为胆汁、肝液及肠的抗毒素合成，此外亦含铁质。对肠伤寒及其他热性、细菌性肠疾患，可能催进免疫抗体之产生及缩短有热期间。

除小儿解毒吞服外，极少单独使用。内服方如牛黄清心丸、牛黄解毒丸等，均为临床上所常用。

羚羊角（动）

［性味］苦、咸，寒。

［适应］伤寒狂热，小儿惊搐，诸热性病之高热犯脑，剧烈头

痛，手指颤动等。亦能平降血压；并用于眼科内障。

［用量］三分至八分。先煎或另煎冲服，磨服则最佳。

［配伍］

1.伴人参、玄参、地骨皮、羌活、车前子。羚羊角汤——《证治准绳》方。治肝热头晕，脑痛，目昏。

2.伴知母、人参、黄芩、防风、细辛、车前子。羚羊角饮——《龙木论》方。治内障，不痛不痒。

［备注］含磷酸钙及不溶化矿物盐。

亦用为退热药。

牡蛎（动）

［性味］咸，平、微寒。

［适应］肝阳头晕，自汗，遗泄，瘰疬，结核；妇人崩漏，带下，脏躁等证。

［用量］四钱至一两。先煎。

［配伍］

1.伴黄芪、麻黄根。牡蛎散——《三因方》。治自汗、盗汗。

2.伴龙骨、赤石脂、苁蓉、石斛、乌贼骨、黄芪、熟地、白芍、当归、人参、白术、川芎、艾叶。牡蛎散——《证治准绳》方。治带下，经水过多。

［备注］含碳酸钙、磷酸钙、盐类、水分、动物质等。兼有健胃制酸效用。

石决明（动）

[性味]咸，凉。

[适应]骨蒸劳热，神经性高血压，头目眩晕；并用于眼科之青盲内障。

[用量]四钱至一两。先煎。

[配伍]伴知母、山药、熟地、细辛、五味子、菟丝子。石决明丸——《证治准绳》方。治肝虚血弱，目昏。

[备注]含钙盐及胆素脂酶抑制成分。

珠粉（动）

[性味]咸、甘，寒。

[适应]肝火偏旺，头痛，少寐，小儿惊热。并为外科之生肌收口药，眼科之去翳药。

[用量]一分至三分。吞服。

[配伍]

1.伴蛤粉、黄柏。珍珠粉丸——张洁古方。治阴虚火旺，自淫梦遗。

2.伴血竭、儿茶、石膏、炉甘石、赤石脂、冰片。珍珠生肌散——徐氏方。治外证脓毒已尽，生肌结皮。

[备注]主成分为碳酸钙。

本品系一种病的分泌结晶物。其壳为"珍珠母"，与牡蛎、石决明效用相近，无实火郁热者均忌用。

全蝎（动）

［性味］辛、甘，平。

［适应］中风口眼㖞斜，破伤风痉挛；小儿惊风，急、慢性脑膜炎。其他热性病而伴有脑症状者。

［用量］一分五厘至三分。

［配伍］

1.伴僵蚕、白附子。牵正散——验方。治口眼㖞斜。

2.伴麝香。蝎尾膏——《圣惠方》。治抽搐，并可敷破伤风患处。

［备注］含毒性蛋白质、卵磷脂、胆石脂等。

本品之毒，皆集于尾，故入药多用蝎尾。若用全蝎，力反薄弱，宜倍其量。

酸枣仁（植）

［性味］甘，平。

［适应］虚烦，汗出，睡寐不宁，神经异常兴奋；神经衰弱之心悸，失眠。

［用量］三钱至四钱。

［配伍］伴川芎、知母、茯苓、甘草。酸枣仁汤——《金匮》方。治虚劳，虚烦，失眠。

［备注］含糖分。

白芍（植）

［性味］苦、酸，微寒。

［适应］头目晕眩，贫血烦热，腹痛，腰痠，下痢脓血。常用于妇科崩漏，带下。亦用为调经药。

［用量］一钱五分至三钱。

［配伍］

1.伴甘草。芍药甘草汤——《伤寒论》方。治营血受伤，内热筋挛。

2.伴黄芩、甘草。芍药黄芩汤——李东垣方。治腹痛，身热，泄痢脓血。

［备注］含挥发油、天冬素、安息香酸等。安息酸可治关节偻麻质斯①、急性胃肠炎、因神经感动而发之痉挛抽搐、神经性之头眩，略具麻醉作用。

古方芍药，不分赤白。今于本品之外，另有"赤芍"，苦味重而补力少，常用于妇科之妇女经闭，外科之痈肿疮毒，以血热之证为宜。

钩藤（植）

［性味］甘、微苦，寒。

［适应］脑充血之头目晕眩，急性脑膜炎之痉挛，神经性流行感冒头痛。并常用于儿科之惊热夜啼、麻疹发热。

［用量］一钱五分至三钱。后入。

［配伍］伴半夏、陈皮、麦冬、茯苓、人参、菊花、防风、石膏、甘草。钩藤散——《本事方》。治肝厥头晕，清利头目。

［备注］含钩藤碱，能使末梢血管扩大。

亦用为退热药。

————————

① 偻麻质斯：rheumatism（风湿病）之音译，即中医之痹证。

竹沥（植）

［性味］甘，寒。

［适应］痰热烦闷，消渴，风痹。一切热性病因脑部充血而致之躁狂，或昏迷诸症。

［用量］一两至二两。冲服。

［配伍］伴黄芩、半夏、陈皮、大黄、礞石、甘草。竹沥达痰丸——《沈氏尊生》方。治痰多喘急，厥逆，惊痫。

［备注］本品为截取青淡竹，经火炙流出之液汁。若刨取竹之二青，为"竹茹"，与"竹叶"同为清凉退热药，惟前者兼和胃止呕逆，后者兼清心除烦，稍有区别。

亦用为祛痰药。

此外，有"天竺黄"，为某种竹类竹节内液汁所结成，功同本品而少寒滑之弊，作清热药，亦为祛痰药。

琥珀（植）

［性味］甘，平。

［适应］心神不宁，惊恐多梦，血淋，尿道炎；妇人子宫痉挛。亦外用治慢性风湿关节炎，头面神经痛，皮肤湿疹，创伤出血等，具有缓解局部麻痹及防腐作用。

［用量］三分至八分，冲服。

［配伍］

1.伴党参、羚羊角、远志、茯苓、甘草。琥珀多寐丸——验方。治怔忡，健忘，睡寐不安。

2.伴肉桂、滑石、大黄、冬葵子、木通、木香。神效琥珀散——《医宗必读》方。治石淋涩痛。

3.伴鳖甲、三棱、延胡、没药、大黄。琥珀散——《海药本草》方。治癥瘕，产后血晕。

［备注］含琥珀酸、琥珀油、琥珀胶等。

朱砂（矿）
（一名辰砂）

［性味］甘，凉。

［适应］惊恐，少寐，神经性心悸亢进，梅毒性皮疹，小儿惊痫。亦外用治瘰疬、疥癣等。

［用量］二分至五分。

［配伍］伴黄连、生地、当归、甘草。朱砂安神丸——李东垣方。治心乱烦热，惊悸怔忡，寝寐不安。

［备注］含硫化汞，不宜经火。

处方极少单用，大多取以拌药，如朱茯神、朱赤苓、朱灯心等，以及丸丹药剂中亦多为衣。

磁石（矿）

［性味］辛，咸。

［适应］冲气喘逆，心悸亢进，耳鸣，目眩，小儿惊痫等。

［用量］四钱至一两。先煎。

［配伍］伴朱砂、神曲。磁朱丸——《千金方》。治目昏，耳鸣，癫痫诸症。

［备注］含四氧化三铁，能安抚神经。

紫石英（矿）

［性味］甘、辛，温。

［适应］怔忡，呃逆，老人虚喘，小儿夜惊及妇人子宫冷感等。

［用量］二钱至四钱。先煎。

［配伍］

1.伴寒水石、石膏、龙齿、牡蛎、滑石、甘草、大黄、干姜。风引汤——《金匮》方。治风热瘈疭，惊痫。

2.伴麦冬、当归、川芎、肉桂、地黄、人参、续断、细辛、干姜、吴茱萸、丹皮、山药、乌贼骨。紫石门冬丸——《千金方》。治妇人不能孕育。

［备注］含矽土及微量氧化锰。

亦用为强壮药。

女贞子

见滋补强壮药。

柏子仁

见滋补强壮药。

僵蚕

见变质药。

桑叶

见清凉退热药。

菊花

见消炎解毒药。

龙齿

见收敛药。

小麦

（即浮小麦、淮小麦）

见收敛药。

第五章　镇痛药

对疼痛感觉中枢有选择性抑制机能的药物，为镇痛药。一部分虽有麻醉作用，但与麻醉剂不同。麻醉剂是与大脑的机能麻痹并行，至意识模糊，感受能力消失殆尽，始无痛觉；镇痛药则在未影响意识以前，已能除去痛觉。大都使用于神经痛、头痛、心腹痛、疝痛及月经痛等。

五灵脂（动）

[性味] 甘，温。

[适应] 胃痉挛，肠疝痛；亦用于伤科之创伤疼痛及妇科之瘀阻痛经。

[用量] 一钱五分至三钱。包煎。

[配伍] 伴蒲黄。失笑散——经验方。治瘀结，少腹急痛。

乳香（植）

[性味] 辛、苦，温。

[适应] 心腹急痛，胃溃疡疼痛，跌打内伤疼痛。亦常用于外科之痈疽肿毒，及创伤敷贴。

[用量] 八分至一钱五分。

[配伍] 伴熟地、当归、白芍、没药、川芎、肉桂。托里定痛

散——《疡医大全》方。治痈疽溃后虚痛。

[备注]含树脂、挥发油，微有刺激性。

亦用为变质药。

没药（植）

[性味]苦，平。

[适应]金创杖伤，跌打损伤疼痛。一切气阻瘀凝之心腹刺痛。亦用为外科敷贴料，有防腐作用。

[用量]八分至一钱五分。

[配伍]伴当归、延胡、五灵脂、肉桂、高良姜、蒲黄、莪术、甘草。没药除痛散——《证治准绳》方。治寒邪腹痛。

[备注]含挥发油、树胶、苦味质等。

血竭（植）

[性味]甘、咸，平。

[适应]心腹卒痛，内伤血聚；亦常用于伤科之外敷，有结痂止痛效力。

[用量]五分至八分。

[配伍]伴大黄、自然铜。血竭散——《沈氏尊生》方。治皮骨破折。

[备注]含龙血树脂、肉桂酸、安息香酸、有机碱等。

阿魏（植）

[性味]辛，平。

［适应］心腹攻痛，肠充气疝痛；并治女子癥瘕、痛经及小儿虫疳。

［用量］三分至八分。

［配伍］伴麝香、雄黄、红花、神曲、人参、白术、肉桂。阿魏麝香散——《张氏医通》方。治诸积痞块。

［备注］含树胶质、树脂、香荚兰素、游离阿魏酸、挥发油等。

亦用为驱虫药。

本品有极不快之臭气，以入丸剂用为宜。

乌药（植）

［性味］辛，温。

［适应］胃痉挛，神经性吐利，心腹攻痛，肠疝痛及消化障碍等。

［用量］一钱五分至三钱。

［配伍］

1. 伴枳壳、槟榔、木香、枳实。五磨饮——《严氏方》。治积滞暴怒气厥。

2. 伴莪术、肉桂、当归、桃仁、青皮、木香。乌药散——《妇人良方》。治血气攻痛。

［备注］含甲种及乙种乌药碱、精油、挥发油等。能刺激消化器黏膜。

亦用为健胃药。

羌活（植）

［性味］辛、苦，温。

［适应］诸风湿痹，骨节疲痛，头痛，颈项强痛，并有表散退热效能。

［用量］八分至一钱五分。

［配伍］伴独活、藁本、防风、蔓荆子、川芎、甘草。羌活胜湿汤——李东垣方。治风湿头痛，腰脊痛。

［备注］含挥发性精油、有机碱、有机酸等。

亦用为发汗药。

独活（植）

［性味］苦、辛，温。

［适应］肢体神经痛，风湿痛及内脏寒冷等。

［用量］八分至一钱五分。

［配伍］伴桑寄生、杜仲、牛膝、细辛、秦艽、肉桂、防风、川芎、当归、芍药。独活寄生汤——《千金方》。治风湿冷痹，拘急挛痛。

［备注］含挥发性精油及脂肪。

细辛（植）

［性味］辛，温。

［适应］头痛，风痹拘挛，胸中结滞，痰喘水气。并外用嗅鼻，治鼻塞；含漱，止牙痛。

［用量］六分至一钱。

［配伍］

1. 伴附子、麻黄。麻黄附子细辛汤——《伤寒论》方。治表里受寒，身热头痛。

2. 伴麻黄、桂枝、干姜、芍药、半夏、五味子、甘草。小青龙汤——《伤寒论》方。治畏寒，水气咳逆。

［备注］含挥发油，主成分为细辛酮、甲基丁香油、软脂酸等。

藁本（植）

［性味］辛，温。

［适应］巅顶痛、肌肉风痹，并外用治疥癣。

［用量］八分至一钱五分。

［配伍］伴苍术、细辛、白芷、川芎、羌活。神术散——《局方》。治风寒湿痹痛。

［备注］含藁本油、软脂酸、双甲氧基丙烯苯。能麻醉大脑中枢。

亦用为兴奋药。

威灵仙（植）

（一名铁脚威灵仙）

［性味］辛、咸，温。

［适应］痛风手足不遂，慢性关节炎。并治妇人癥瘕、疢癖。

［用量］八分至一钱五分。

［配伍］伴当归、没药、木香、桂心。威灵散——《妇人良方》。

治妇人久冷气滞，血刺小腹痛。

［备注］含白头翁素及白头翁醇。

延胡索（植）

［性味］辛、苦，温。

［适应］心腹攻痛、肌肉风痹、肠疝痛及妇人经痛、产后腹痛等。

［用量］一钱五分至三钱。

［配伍］伴金铃子。金铃子散——《保命集》方。治心腹痛，或作或止。

［备注］含赝碱十种，分别为延胡素甲、乙、丙等。

五加皮（植）

［性味］辛、苦，温。

［适应］腰膝痛，骨节拘挛，风湿痹痛及小儿脚软等。

［用量］一钱五分至三钱。

［配伍］伴熟地、丹参、杜仲、蛇床子、干姜、杞子、天冬、钟乳石，加冰糖浸酒。五加皮酒——《太平圣惠》方。治风湿腰膝时痛，瘫痪拘挛。

［备注］含挥发油、多量树脂、草酸钙、淀粉及多量维生素甲。

川乌（植）

［性味］大辛，大热。

［适应］中风肌肉痹痛，诸种神经痛；并用于伤外科之金创打伤

疼痛，外科之疮毒剧痛。

　　［用量］五分至一钱。

　　［配伍］伴麻黄、芍药、黄芪、甘草。乌头汤——《金匮》方。治历节痛，不可屈伸，及脚气疼痛。

　　［备注］含乌头碱、树脂、淀粉、脂肪等，有麻醉作用。

　　野生而状类川乌者为"草乌"，亦含乌头碱、高乌头碱、低乌头碱。有剧毒，虽能搜风胜湿，勿轻用。

冰片

见兴奋药。

橘核

见镇咳祛痰药。

肉桂

见健胃消化药。

郁金

见健胃消化药。

木香

见健胃消化药。

玫瑰花

见健胃消化药。

吴茱

见健胃消化药。

汉防己

见利尿药。

薄荷

见发汗药。

秦艽

见清凉退热药。

第六章　镇咳祛痰药

咳嗽是一种保护性的反射机能，如因支气管与上呼吸道有异物，不应遽加抑止，但在受到某种病变的压迫而引起的干咳，或更因此而将引起不良之后果时，则必须给以镇咳药。若在气管、支气管及肺中的病变所分泌之痰液不易咯出时，必须用祛痰药以帮助。凡使痰液稀薄，利于排出者，谓之液化性祛痰药；使产生轻度恶心，通过反射，增加呼吸道黏液分泌者，谓之刺戟^①性祛痰药。此外，由于支气管平滑肌的痉挛性收缩，致呼吸障碍而成哮喘的止喘药，亦并列于本类。

海蛤壳（动）

［性味］咸，寒。

［适应］咳逆咯血，慢性支气管炎；亦治神经性高血压，有镇静作用。

［用量］三钱至五钱。

［配伍］伴青黛。黛蛤散——经验方。治痰热咳血之证。

［备注］含钙质。

---

① 刺戟：即刺激。

枇杷叶（植）

［性味］苦，平。

［适应］久咳不止，痰多呕哕，及热性病初起之呃逆等。

［用量］三钱至五钱。包煎。

［配伍］伴半夏、茯苓、前胡、人参、厚朴、白术、青皮。枇杷叶散——《证治准绳》方。治痰逆，不思饮食。

［备注］含皂碱素。

以本品蒸露，名"枇杷叶露"。煎浓汁加糖收膏，名"枇杷叶膏"，效同。

"款冬花"含植物固醇、款冬花二醇、鞣酸及多量树胶。常用于咳喘，慢性支气管炎。非本品之花。

橘皮（植）

［性味］苦、辛，温。

［适应］咳嗽上气，呕吐痰涎，胸腹满闷，食欲不振等。

［用量］八分至一钱五分。

［配伍］伴半夏、枳实、白术。橘半枳术丸——《张氏医通》方。治痰多，呕吐，脘痞，食少。

［备注］含精油、柑果苷、有机酸等。

亦用为健胃药。

本品以陈久者良，故亦称"陈皮"。广东新会产者为上，故又称"广皮""新会皮"。出化州者尤佳，故又有"化橘红"之名。

用时去其白者为"橘红"，功偏疏散；专取其白者为"橘白"，力在和胃。其络为"橘络"，治咳嗽引起之胸胁部神经痛。其核为"橘核"，习用于疝气胀坠疼痛。其叶为"橘叶"，习用于胸、肋膜疼痛。

"青皮"即本品之未黄熟者，破气疏滞之力较胜，在处方上遇肝胃病，往往伴用。

苦杏仁（植）

［性味］辛、苦、甘，温。

［适应］咳嗽痰多，胸膈烦闷，支气管喘息；并用于大便不畅，有通便作用。

［用量］二钱至三钱。

［配伍］

1.伴紫苏、前胡、半夏、陈皮、桔梗、枳壳。杏苏散——《温病条辨》方。治风寒咳嗽。

2.伴麻仁、芍药、枳实、大黄、厚朴。麻仁丸——《伤寒论》方。治脾约便闭。

［备注］含苦杏仁苷，加水分解，产生氢氰酸，乃本品有效成分。

"甜杏仁"亦名"巴旦杏"，性味甘平而温，润肺止咳。习惯上以苦者治外感咳嗽，甜者治内伤咳嗽，但遇伤风久咳不宁，并可伴用。

川贝母（植）

［性味］苦，微寒。

［适应］肺热痰黏，咳嗽喘息，喉痹及呼吸不利等。

［用量］一钱五分至三钱。

［配伍］伴半夏。半贝丸——《格言联璧》方。治咳嗽痰多，疟疾，瘰疬。

［备注］含贝母素等赝碱。

产浙江象山者为"浙贝母"，亦称"象贝母"，含贝母素甲、乙，能祛风痰，故习用以浙产治外感风邪，川产治内伤郁热，有时亦可伴用。川贝与浙贝效用虽有雷同，惟性质终宜区别。

产于其他地区者，名"土贝母"，色泽略现黄褐，禀性较寒，燥而不润，为外科解痈毒专药。

苦桔梗（植）

［性味］苦、辛，平。

［适应］感冒支气管炎，排痰不爽，黏涎壅塞，亦常用于喉科扁桃腺炎。

［用量］八分至一钱五分。

［配伍］

1.伴麻黄、紫苏、贝母、天冬、桑皮、赤苓。桔梗散——《沈氏尊生》方。治咳嗽，喘急。

2.伴甘草。甘桔汤——《伤寒论》方。治少阴咽痛及肺痈咳吐脓血。

［备注］含桔梗皂碱素，有刺激性，并有祛痰、催吐、排脓作用。

"甜桔梗"即"荠苨"，其效较逊，药市亦少售。

冬瓜子（植）

［性味］甘，寒。

［适应］痰热烦满，肺痈疡，肾脏炎，尿道炎等。

［用量］三钱至四钱。

［配伍］伴桃仁、苡仁、芦根。苇茎汤——《千金方》。治肺痈。

［备注］含尿酶，亦可作利尿药用。

冬瓜之皮为"冬瓜皮"，专用于排尿障碍、脚气水肿等。

胖大海（植）

（一名安南子）

［性味］甘，凉。

［适应］伤风咳嗽，音嗄①声重及肺火内郁等。

［用量］一钱至二钱。

［配伍］伴冬瓜子、冰糖。民间单方。治咳呛失音。

北沙参（植）

［性味］甘、苦，微寒。

［适应］肺热咳嗽，痰稠不爽，亦治肺痿。

［用量］一钱半至三钱。

［配伍］伴麦冬、玉竹、甘草、桑叶、扁豆、天花粉。沙参麦冬汤——《温病条辨》方。治燥热伤肺咳嗽。

---

① 嗄（音 shà）：声音嘶哑。

[备注] 含皂碱素。

"南沙参"产于江南，质松力薄，鲜者即"鲜沙参"，用作清热生津。

马兜铃（植）

[性味] 苦、辛，寒。

[适应] 咳嗽持续，痰涎稀薄，上气喘促，阵咳、失音、咯血等。

[用量] 一钱至二钱。

[配伍] 伴驴皮胶、牛蒡、杏仁、甘草、糯米。补肺阿胶散——《钱氏①方》。治肺热气虚咳嗽。

[备注] 含赝碱、挥发油。

白前（植）

[性味] 辛、甘，微寒。

[适应] 急慢性支气管炎，咳嗽，喘息，喉中作水鸡声。

[用量] 一钱至一钱五分。

[配伍] 伴紫菀、半夏、大戟。白前汤——《千金方》。治咳逆短气，身体浮肿。

前胡（植）

[性味] 辛、甘、苦，寒。

[适应] 感冒发热，头痛，支气管炎咳嗽，肢节神经痛等。

---

① 钱氏：即钱乙。

［用量］一钱五分至二钱。

［配伍］伴枳壳、赤苓、大黄、甘草。前胡枳壳汤——《证治准绳》方。治痰实壮热，喘咳，烦渴。

［备注］含配糖体前胡苷。

亦用为退热药。

紫菀（植）

［性味］辛、苦，温。

［适应］肺坏疽，肺脓疡，急慢性支气管炎，痰液稠黏，咯出不爽。

［用量］一钱至二钱。

［配伍］伴百合、杏仁、款冬、阿胶、桑叶、贝母、蒲黄、半夏等。紫菀茸汤——《济生方》。治咳嗽痰多，唾血，肺痈，喘息，胁痛。

［备注］含紫菀皂碱素、紫菀酮，有刺激性。

远志（植）

［性味］苦、辛，温。

［适应］咳嗽，胸闷，痰不滑利，急慢性支气管炎。并治怔忡，睡寐不宁，记忆薄弱，低血压症。略有兴奋作用。

［用量］八分至一钱五分。

［配伍］伴麦冬、人参、当归、芍药、肉桂、茯苓、甘草。远志汤——《千金方》。治产后血虚，心悸恍惚，语言错乱。

［备注］含远志皂碱素及远志酸等。具有激惹性而诱发咳嗽，使气管分泌亢进，痰液转为稀薄。

牛蒡（植）

（一名鼠粘子、大力子）

［性味］辛、苦，寒。

［适应］感冒咳嗽，风热瘾疹，咽喉肿痛及传染性热病；兼具发汗作用。

［用量］一钱五分至三钱。

［配伍］伴射干、连翘、天花粉、生地、象贝、玄参、甘草、僵蚕。鼠粘子汤——《医宗金鉴》方。治喉癣，咽喉干痒作咳。

［备注］含脂肪油及少量植物碱。

百部（植）

［性味］甘、苦，微寒。

［适应］干性咳嗽，百日咳，支气管喘息，肺结核之久嗽，咳血；并治肠炎及肠寄生虫疾患。亦可外洗皮肤疥疮、头虱、阴虱。

［用量］一钱至二钱。

［配伍］

1.伴麻黄、杏仁。百部丸——《证治准绳》方。治小儿壅嗽，微喘有痰。

2.伴白鲜皮、鹤虱、生地、黄柏、蓖麻子、当归，用麻油熬枯，去渣，入黄蜡、雄黄为膏。百部膏——《疡医大全》方。治顽癣。

［备注］含百部碱、百部素。能减退呼吸中枢之兴奋，有杀虫灭菌作用。

亦用为驱虫药。

射干（植）

［性味］苦，寒。

［适应］痰涎壅塞，百日咳；亦常用于喉科之扁桃腺炎及扁桃腺周围脓疡。

［用量］八分至一钱五分。

［配伍］

1.伴麻黄、细辛、紫菀、款冬、生姜、五味子、半夏。射干麻黄汤——《金匮》方。治咳嗽上气，喉中有水鸡声。

2.伴杏仁、甘草、升麻、大黄、木鳖子。射干丸——《证治准绳》方。治悬雍肿痛，咽喉不利。

［备注］含射干苷、鸢尾苷。治上呼吸道炎症。

亦用为消炎药。

胆星（植）

［性味］辛、苦，平。

［适应］咳嗽上气，风痰惊痫，中风麻痹，头目晕眩，有镇痉、镇痛作用。

［用量］八分至一钱五分。

［配伍］

1.伴天竺黄、半夏、白附子、天麻、防风、辰砂。胆星天竺丸——《证治准绳》方。治痰涎上壅，喘嗽不休。

2.伴木香。星香散——《局方》。治中风在经络。

［备注］含皂碱素、安息香酸及多量淀粉。

本品乃"天南星"用牛胆汁制成者。南星辛燥有毒；生用外敷，可消痈肿。

旋覆花（植）

（一名金沸草）

[性味]辛、咸，微温。

[适应]久咳虚咳，上气喘息，胸脘满闷，亦治嗳气，呃逆；兼有健胃作用。

[用量]一钱至三钱。包煎。

[配伍]伴半夏、橘红、干姜、槟榔、人参、甘草、白术。旋覆花汤——《济生方》。治痰积咳嗽。

[备注]含菊糖、黄色素等。

苏子（植）

[性味]辛，温。

[适应]慢性气管炎，痰多，喘息；并略具整肠通便作用。

[用量]一钱五分至三钱。

[配伍]伴半夏、前胡、厚朴、陈皮、当归、沉香、甘草。苏子降气汤——《局方》。治肺逆喘咳，胸膈噎塞。

[备注]含挥发油，其成分为紫苏醛、松节油萜、左旋柠檬萜。

其叶为"紫苏叶"，用于发汗温胃；梗为"紫苏梗"，用于顺气安胎，但在感冒症，往往叶、梗并用。久咳气逆，亦可子、梗并用。

白芥子（植）

[性味] 辛，温。

[适应] 痰多，呼吸障碍，湿性肋膜炎。又外用为引导药，局部罨敷，治肺炎、关节炎及扭闪挫伤等疼痛。

[用量] 八分至一钱五分。

[配伍] 伴大戟、甘遂。控涎丹——《三因方》。治痰多，胸肋牵引作痛，流走无定。

[备注] 含脂肪油、黏液质、酵素及配糖体。

葶苈子（植）

[性味] 辛、苦，大寒。

[适应] 慢性支气管炎、湿性肋膜炎及积饮、水肿等。

[用量] 一钱至二钱。

[配伍] 伴大枣。葶苈大枣泻肺汤——《金匮》方。治支饮咳喘。

[备注] 本品有甜、苦两种。甜者缓而苦者猛，处方以用甜者为多。

礞石（矿）

[性味] 甘、咸，平。

[适应] 痰涌喘息，咽喉肿闭，风痫，惊搐等。

[用量] 一钱五分至四钱。

[配伍] 伴大黄、黄芩、沉香、木香。礞石滚痰丸——《养生主论》方。治实热老痰，结核异症。

［备注］含矽酸及矾土。

海浮石（矿）

［性味］咸，寒。

［适应］咳嗽喘急，顽痰凝滞，淋巴腺肿胀等。

［用量］一钱五分至三钱。

［备注］含矽酸，并杂有矾土、石灰、钾、钠、镁、锰、碘、铁等。

钟乳石（矿）

（一名鹅管石）

［性味］甘，温。

［适应］咳逆上气，慢性气管炎。亦治脚弱疼冷，下乳汁，有温养之力。

［用量］一钱五分至三钱。

［配伍］伴石斛、菟丝子、吴萸。钟乳丸——《局方》。治肢冷，少气，食减，腰疼，脚痹，男子衰老阳绝。

［备注］含碳酸钙。

百合

见滋补强壮药。

竹沥

见镇静药。

天竺黄

见镇静药。

莱菔子

见健胃消化药。

半夏

见健胃消化药。

麻黄

见发汗药。

桑皮

见清凉退热药。

五味子

见收敛药。

第七章　健胃消化药（包括催吐、制呕药）

健胃肠，助消化，约分芳香和苦味健胃两类。由于辛香或苦味对口腔味觉神经或胃黏膜的刺激，反射地引起唾液或胃液分泌的增加，使食欲旺盛，吸收机能亢进。亦因其能刺激胃肠促进运动，抑制异常发酵，驱除其中存在的气体，并缓解其绞痛，因而有理气宽中作用。

鸡内金（动）

（俗名鸡肫皮）

［性味］甘、涩，平。

［适应］消化不良，嗳气饱闷，呕吐反胃，小儿疳积等。

［用量］一钱至三钱。

［配伍］伴干葛。《袖珍方》。消导酒积。

［备注］含胃激动素。

瓦楞子（动）

［性味］甘、咸，平。

［适应］胃酸过多之胃痛、吞酸、嘈杂；亦消痰积，癥癖。

［用量］三钱至五钱。

［备注］含钙质，能中和胃酸。

丁香（植）

［性味］辛，温。

［适应］食积泄泻，寒冷腹痛，呕吐，呃逆等。

［用量］五分至八分。

［配伍］

1.伴沉香、白术、香附、砂仁、人参、麦芽、木香、肉果、豆蔻、青皮、厚朴、半夏、草果。丁沉透膈汤——《局方》。治痰阻食少，噎膈痞塞等。

2.伴柿蒂。丁香柿蒂散——《证治准绳》方。治肺胃寒呃。

［备注］含挥发油、丁香油，能使胃黏膜充血。

肉桂（植）

［性味］苦、辛，温。

［适应］慢性胃肠冷痛，胸脘胀闷，受寒吐泻，妇人子宫冷感，膀胱麻痹之尿闭；并有兴奋作用，亦治循环障碍及心脏衰弱之虚脱。亦用于外科阴性脓疡及弛缓性溃疡不易化脓者。

［用量］三分至八分；亦可研粉吞服。

［配伍］

1.伴干姜、附子、良姜、半夏、炮姜、甘草。浆水散——张洁古方。治阳虚吐泻。

2.伴黄柏、知母。滋肾丸——李东垣方。治阴虚小便涩痛。

［备注］含精油，油之成分为肉桂醛、丁香油酚；另含草酸钙、淀粉、胶质等。兼有制止若干细菌发育作用。

亦用为镇痛药。

仅去粗皮者为本品，去里外皮者为"桂心"。

厚朴（植）

[性味]苦、辛，温。

[适应]胃痛胸闷，呕吐泄泻及一切因湿痰停滞而障碍胃肠机能之疾患。

[用量]八分至一钱五分。

[配伍]

1. 伴苍术、陈皮、甘草。平胃散——《局方》。治呕恶、痞满，亦除瘴气。

2. 伴枳实、半夏、白术、陈皮、甘草。厚朴汤——张洁古方。治脾胃虚寒作胀，腹中时痛时止。

[备注] 含厚朴油素，能使运动神经麻痹，对伤寒菌、葡萄球菌，有较强之抗生力。

其花为"朴花"，性味同而效力远逊。

白术（植）

[性味]辛、苦，温。

[适应]消化迟钝，呕逆，吐泻，慢性胃卡他，神经性腹痛；亦用于中气虚弱病症。

[用量]一钱五分至三钱。

[配伍]

1. 伴人参、炮姜、甘草。理中汤——《伤寒论》方。治太阴病虚寒下利。

2.伴人参、茯苓、山药、莲肉、扁豆、桔梗、砂仁、苡仁。参苓白术散——《局方》。治脾胃虚弱，痞满，噎呕，便溏，久泻及痈疽溃后，不思饮食。

[备注]含挥发油及维生素甲、丁。

亦用为强壮药。

本品之种类甚多，产地亦广，以浙省於潜为上，故亦称"於术"。另一种采自冬月者为"冬术"，取其质润而不燥。又有"苍术"，燥性强而兼具发汗作用，以苏省所产之"茅术"最佳，含有大量维生素甲及丁，但不入补剂。

黄连（植）

[性味]大苦，大寒。

[适应]心烦，呕吐，痞满，急慢性胃炎，急性肠炎，细菌性痢疾及伤寒等传染性热病。亦用于外科各种急性、化脓性、充血性炎症。

[用量]五分至一钱。

[配伍]

1.伴吴萸。左金丸——朱丹溪方。治吞酸呕吐，左胁作痛，一切肝火症。

2.伴黄芩、黄柏、羌活、独活、防风、生地、连翘、黄芪、当归、知母、桔梗、泽泻、甘草。黄连解毒饮——李东垣方。治脑疽、背疽及诸火症焮肿疼痛。

[备注]含黄连碱、川连碱及小檗碱等。对溶血性链球菌、肺炎双球菌、葡萄球菌、霍乱菌、伤寒菌、白喉菌等，有抗生作用。

亦用为消炎药。

藿香（植）

[性味] 辛、甘，微寒。

[适应] 夏日感冒，伤暑停湿，呕吐，食呆，口臭，胸闷及急性胃肠炎等。

[用量] 一钱五分至三钱；鲜者倍之。

[配伍] 伴白芷、紫苏、茯苓、陈皮、白术、厚朴、桔梗、半夏、甘草。藿香正气散——《局方》。治感寒伤暑，头痛，呕逆，胸闷，腹胀，霍乱吐泻，水土不服等。

[备注] 含挥发油，兼有兴奋作用。

石菖蒲（植）

[性味] 辛、苦，温。

[适应] 痰湿壅闭，食欲不振，吞酸嗳腐及伤寒神识昏迷等症。

[用量] 五分至八分；鲜者倍之。

[配伍] 伴半夏、胆星、橘红、枳实、茯苓、人参、竹茹。涤痰汤——《严氏方》。治中风痰迷，舌强不能言语。

[备注] 含精油、软脂酸等。能促进消化，制止胃肠发酵，又使挛缩之平滑肌弛缓。

亦用为兴奋药。

枳实（植）

[性味] 苦、酸，微寒。

［适应］心下结痞，呕吐痰涎，腹痛实满，便秘，下痢，急慢性胃肠炎等。

［用量］一钱五分至三钱。

［配伍］

1. 伴竹茹、半夏、橘皮、甘草、茯苓。温胆汤——《千金方》。治热呕吐苦，痰气上逆，心烦，惊悸不安。

2. 伴白术、黄芩、茯苓、萸、连、泽泻、大黄、神曲。枳实导滞丸——李东垣方。治胸闷腹痛，积滞泻痢。

［备注］含黄碱体。

本品在七八月采者，小嫩而肉厚；九十月采者，壳大肉略薄，为"枳壳"，效同而力较逊。含有柠檬精油、橙叶香油、醋酸橙叶香酯、邻氨基苯甲酸香酯等。

亦用为泻下药。

郁金（植）

［性味］辛、苦，微寒。

［适应］胃痉挛，胸闷，心腹刺痛；亦治妇人月经不调。

［用量］一钱五分至三钱。

［配伍］伴香附、干姜。《奇效方》。治厥逆心气痛而难忍。

［备注］含郁金精油，其成分为松油精及姜黄素等。

亦用为镇痛药。

本品有广产、川产两种。川产者为"川郁金"，力逊而偏于行血。

"姜黄"与本品相似，形较大而色深香烈，行气破血，为风痹臂痛专药。

木香（植）

［性味］辛、苦，温。

［适应］胃脘卒痛，肠炎泄泻，痢疾，肠内容异常发酵等。

［用量］八分至一钱五分。

［配伍］伴槟榔、大黄、青皮、陈皮、枳壳、黄连、黄柏、香附、莪术、三棱、黑丑。木香槟榔丸——张子和方。治湿热实积，腹痛下痢。

［备注］含挥发油。兼有杀菌驱虫作用。

亦用为镇痛药。

砂仁（植）

［性味］辛，温。

［适应］胃脘痞闷，食积艰化，恶心呕吐，虚寒下利及神经性胃痛，肠充气之腹痛。

［用量］五分至一钱；亦可研粉吞服。

［配伍］伴木香、人参、白术、茯苓、甘草。香砂六君丸——《局方》。治气滞痞结，脾胃薄弱。

［备注］含精油，油中成分为龙脑、右旋樟脑、沉香油萜醇、橙花油萜醇等。

其外衣为"砂仁壳"，效能远不及仁。

豆蔻仁（植）

［性味］辛，大温。

［适应］呕恶痞闷，食欲不振，消化不良，亦解酒毒。

［用量］五分至一钱；亦可研粉吞服。

［配伍］伴藿香、半夏、陈皮、生姜。白豆蔻汤——《沈氏尊生》方。治胃寒呕吐。

［备注］含挥发油，主成分为除蛔蒿油素、醋酸松节油脂、龙脑、樟脑，此外又含草酸钙、淀粉等。

其外衣为"豆蔻壳"，力远逊。

"草果"一名"草豆蔻"，《纲目》并入本品条，亦具健胃、止呕、镇痛作用，今习用于祛寒截疟。

佛手柑（植）

［性味］辛、苦，微温。

［适应］神经性胃痛，呕吐痰液，食欲不振。

［用量］八分至一钱五分；鲜者倍之。

［备注］含挥发油、苦味质及草酸钙、鞣酸类物质等。

"制金柑"下气快膈，亦具健胃作用，功效与本品相似。

小茴香（植）

［性味］苦、辛，温。

［适应］呕吐，神经性胃肠痛，疝气痛。

［用量］八分至一钱五分。

［配伍］伴附子、肉果、干姜、木香、白术、人参、甘草。附子茴香散——《和汉药考》方。治心腹绞痛。

［备注］含茴香酚脂、脂肪油、糖、淀粉等。

"大茴香"亦称八角茴香，成分相同，而含量较本品为高，习用于香料及食物调味。

胡椒（植）

[性味]辛，大热。

[适应]胃寒痰阻，食欲不振，心腹卒痛。

[用量]三分至五分。

[配伍]伴煨姜。《圣惠方》。治反胃吐食。

[备注]含特异香味之挥发油及结晶性胡椒碱、树脂等。能刺激胃黏膜，易惹起充血症状。

习惯上作为调味用，绝少入药。或以外用，少许置膏药，贴脐部，止小儿寒泻及疟疾。

荜茇（植）

[性味]辛，热。

[适应]食欲不振，胸膈满闷，胃脘冷痛，肠鸣泄泻。

[用量]五分至一钱。

[配伍]伴肉桂、良姜、干姜。已寒丸——《局方》。治泄泻，欲呕，身冷，自汗。

[备注]含胡椒碱及挥发性精油。

六神曲（植）

[性味]甘、辛，温。

[适应]食积胀满，嗳腐，吞酸，因消化不良而致之泄泻等。

［用量］一钱五分至三钱。包煎。

［配伍］伴山楂、半夏、橘红、茯苓、莱菔子、连翘。保和丸——朱丹溪方。治食积，酒积。

［备注］本品以鲜辣蓼草、鲜苍耳草、鲜青蒿打汁，再将赤豆、杏仁煮烂，和入麦粉、麸皮打和，如造酱法，罨生黄衣，晒干而成。其主要为"酵母"之消化作用，如用焦六曲，仅能止泻而无消化之功。

"建神曲"又名"范志曲"，就本品再加厚朴、木香、白术、青皮、槟榔、葛根、茯苓、柴胡、桔梗、荆芥、前胡、香附、羌活、紫苏、薄荷、茅术、独活、猪苓、防风、乌药、枳实、大腹皮、藿香、木通、香薷、泽泻、白芥子、丁香、豆蔻、甘草、麻黄、川芎、木瓜、沉香、苏子、肉果、檀香、砂仁、草果、秦艽、白芷、陈皮、莱菔子、半夏、麦芽、谷芽、山楂、生姜而制成。

"采芸曲"就本品加桔梗、白术、紫苏、陈皮、芍药、谷芽、青皮、山楂、藿香、白芷、厚朴、苍术、茯苓、檀香、槟榔、枳壳、薄荷、明矾、甘草、木香、半夏、草果、羌活、官桂、姜黄、干姜而制成。上两方用药杂乱，虽能散寒消积，耗伤正气亦甚。

此外，又有"沉香曲"，用沉香、降香、檀香、藿香、郁金、豆蔻、砂仁、木香、柴胡、厚朴、枳壳、麦芽、青皮、防风、葛根、乌药、前胡、陈皮、桔梗、槟榔、白芷、羌活、谷芽而制成。治肝胃气滞。

又有"半夏曲"，用半夏、麦粉拌和而成。"竹沥曲"用半夏、白芥子、竹沥加糊而成。均治痰多咳逆。

山楂（植）

[性味] 酸、甘，微温。

[适应] 食伤肉积，肠炎泄泻；亦用于妇科，作散积滞与祛瘀之用。

[用量] 一钱五分至三钱。

[备注] 含山楂酸、皂碱素、果糖、蛋白质、柠檬酸、脂肪及维生素丙。

莱菔子（植）

[性味] 辛，温。

[适应] 消化不良之胃卡他，食积胸闷，呕吐黏液，亦治慢性支气管炎，咳嗽，痰涌，气喘。

[用量] 一钱五分至三钱。

[配伍] 伴苏子、白芥子。三子养亲汤——韩悉方。治痰火咳嗽，喘满厌食。

[备注] 含脂肪油。

亦用为祛痰药。

谷芽（植）

[性味] 甘，温。

[适应] 食欲减退，消化不良，老人及小儿食滞久泻等。

[用量] 三钱至五钱。

[备注] "麦芽"效用相同，兼消乳积及治乳腺壅塞肿胀。

薏苡仁（植）

（俗名米仁）

［性味］甘、淡，微寒。

［适应］湿阻食呆，肺痿，脚气，湿性肋膜炎；亦用于慢性衰弱性营养不良患者。

［用量］三钱至五钱。

［配伍］伴杏仁、蔻仁、厚朴、半夏、竹叶、滑石、通草。三仁汤——《温病条辨》方。治暑湿。

［备注］含薏仁油。

亦用为消炎、利尿药。

玫瑰花（植）

［性味］甘、微苦，气香。

［适应］烦郁，胸闷，恶心，食减，胃神经痛；亦用于妇科月经病。

［用量］三朵至六朵。

［备注］含挥发油、玫瑰油、鞣酸、没食子酸、槲皮素等。其颜色乃由所含之配糖体所致，此配糖体大概与酸类相结合。

亦用为镇痛药。

生姜（植）

［性味］辛，温。

［适应］慢性胃卡他，神经性呕吐，腹痛；亦用于感冒咳嗽，形

寒，肢痠，兼具发汗作用。

[用量]两片至三片。亦可捣汁用，约一茶匙。

[备注]含生姜酮及不挥发性油状物。刺激胃黏膜，能增加分泌及促进消化。

晒干者为"干姜"，兼具兴奋作用，治胃冷痃痛，肠鸣泄泻，痰涎过盛之咳逆；亦治四肢厥冷，体温骤降，有虚脱倾向者。著名方剂，如与附子配合之四逆汤是。炮黑者为"炮姜"，兼具镇痛及止血作用，治腹痛泄泻，吐血便血，女子崩中等。如经微炙者为"煨姜"，用以散寒止痢为目的。

又捣取其汁为"生姜汁"，专止呕吐、哕呃。剩余之滓为"姜渣"，和胃而少刺激。仅用其皮者为"姜皮"，行水消肿，常施于皮水、腹水症。

半夏（植）

[性味]辛，温。

[适应]中脘痞满，痰饮咳呕；慢性、黏液性胃卡他等。

[用量]一钱五分至三钱。

[配伍]

1.伴生姜。小半夏汤——《金匮》方。治喘咳呕哕。

2.伴人参、白蜜。大半夏汤——《金匮》方。治反胃呕吐。

[备注]含植物固醇、精油及挥发性赝碱。

亦用为祛痰药。

本品因炮制不同，名目殊繁。如以姜汁制者为"姜半夏"；白矾制者为"法半夏"；竹沥制者为"竹沥夏"。其先用石灰水，次用白矾水，再用甘草、薄荷、丁香、豆蔻、沉香、枳实、木香、川芎、肉桂、陈皮、枳壳、青皮、砂仁、五味子汁，屡经浸泡晒露制成者，为"仙半夏"，最为繁用。

吴茱萸（植）

［性味］辛、苦，大热。

［适应］吞酸呕吐，寒气噎塞。慢性胃炎，肠疝痛；并治四肢厥冷，寒厥等。

［用量］八分至一钱五分。

［配伍］

1. 伴人参、生姜、大枣。吴茱萸汤——《伤寒论》方。治呕吐胸满。

2. 伴肉果、干姜、甘草、砂仁、神曲、白术、厚朴、陈皮、高良姜。吴茱萸散——《证治准绳》方。治肠澼寒湿内搏，腹满气急，大便飧泄。

［备注］含赝碱。

亦用为镇痛药。

柿蒂（植）

［性味］涩，平。

［适应］哕呃，横膈膜神经痉挛。

［用量］一钱至二钱。

［配伍］伴丁香。丁香柿蒂散——《证治准绳》方。治寒呃。

［备注］含无氮结晶性物质。

果实之曝干者为"柿饼"，含糖、鞣酸、木蜜醇、苹果酸、蛋白质、维生素等成分。能清肠，治肠红、痔血。

瓜蒂（植）

［性味］苦，寒。

［适应］伤食胸闷，痰涎壅盛，食物中毒等，用以催吐。

［用量］五分至一钱。

［配伍］伴赤小豆。瓜蒂散——《伤寒论》方。治上脘宿食。

［备注］含苦味质、甜瓜毒素。刺激胃的知觉神经反射而使呕吐中枢兴奋。

小儿体弱，老人心脏衰弱。一般有血管硬化症者勿用。

代赭石（矿）

［性味］苦，寒。

［适应］呕吐，胃出血，慢性赤痢，妇人子宫出血等。

［用量］一钱五分至三钱。包煎。

［配伍］伴旋覆花、人参、半夏、甘草、生姜、大枣。旋覆代赭石汤——《伤寒论》方。治心下痞硬，噫气不除。

［备注］含氧化高铁与黏土。

乌药

见镇痛药。

橘皮

见镇咳祛痰药。

葱白

见发汗药。

佩兰

见清凉退热药。

益智仁

见收敛药。

第八章　泻下药

泻下药亦称通便药，以兴奋肠肌运动，或软化粪便，使排泄加速为目的。由其作用之轻重程度，可分为缓泻、轻泻及峻泻三类。又因其作用之方式，可分为刺激性、容积性、滑润性三种。刺激性泻药直接刺激肠壁，增加蠕动，作用过强，可引起腹痛及强烈腹泻。容积性泻药在增加肠内容积，使内压增加，促进肠肌运动，或利用盐类产生渗透压变化，促使肠内水分增加，害处较少。滑润性泻药主要为软化积便，有时亦能增加肠内含物的容积，性质较为和缓，不适于顽固性便秘，但老人或衰弱性的最宜用之。

大黄（植）

〔性味〕大苦，大寒。

〔适应〕大便燥结，腹痛胀满，肠炎痢疾，小溲短赤；亦用于外科化脓性痈疡及妇科经闭症。

〔用量〕一钱五分至三钱。

〔配伍〕伴枳实、厚朴、芒硝。大承气汤——《伤寒论》方。治便秘燥实坚满，壮热谵语等。

〔备注〕含大黄鞣酸及泻素等。对于肠上半部之作用较弱，泻后常起便秘。并经体外抗生试验，本品对葡萄球菌之抗生力甚强，伤寒菌、副伤寒菌、霍乱菌、大肠菌、溶血性链球菌、白喉菌次之。

本品炒用或煎煮过久，泻力减弱，泡浸用则效增。若用微量，有健胃之效。

番泻叶（植）

〔性味〕甘、苦，大寒。

〔适应〕急慢性便秘，食物积滞，胸腹胀满。

〔用量〕五分至一钱。后入，亦可泡饮。

〔备注〕含泻酸及致泻甘露糖等。在小肠无直接作用，至大肠发生作用时，通常伴有腹痛，其效力比大黄为强。

芦荟（植）

〔性味〕大苦，大寒。

〔适应〕习惯性便秘，虫积腹胀，肝胆郁热。亦治妇人经闭。

〔用量〕五分至八分。孕妇忌用。

〔配伍〕

1.伴朱砂。更衣丸——《饲鹤亭集》方。治肠热便秘。

2.伴青皮、雷丸、芜荑、黄连、胡黄连、鹤虱、麝香、木香。芦荟丸——《医宗金鉴》方。治疳积。

〔备注〕含芦荟苦味素、大黄苷、挥发油等。其下利作用，呈现于大肠，通常伴有腹痛。如用大量，则惹起肠管及骨盘内充血。

亦用为调经药。

郁李仁（植）

〔性味〕辛、苦、甘，平。

［适应］大肠气滞，燥涩便闭，兼具行水作用。

［用量］一钱五分至三钱。

［配伍］伴大黄、滑石。郁李仁丸——钱乙方。治小儿二便不通，惊热痰实。

麻仁（植）

［性味］甘，平。

［适应］慢性便秘，老人虚秘，病后肠液不足及产后血少便难。

［用量］三钱至五钱。

［配伍］伴枳壳、人参、大黄。麻仁丸——《证治准绳》方。治产后大便秘涩。

巴豆（植）

［性味］辛，大热。

［适应］顽固便秘，水肿腹满；亦用于小儿痰食胶结。

［用量］三分至五分。

［配伍］伴干姜、大黄。备急丸——《金匮》方。治寒气冷食，胸腹满痛，便秘。

［备注］含巴豆油，其主成分为巴豆酸及异性巴豆酸。在胃以上无刺激性，至小肠内发生作用，此时碱性肠液尤其胰液，显著增加。

本品作用强烈，处方时多压去油，为"巴豆霜"，但用亦宜慎。

芫花（植）

［性味］苦，温。

[适应] 水肿胀满，咳逆喉鸣，二便秘结及湿性渗出性胸肋膜炎。

[用量] 五分至一钱。

[配伍] 伴甘遂、大戟、大枣。十枣汤——《伤寒论》方。治悬饮，支饮。

[备注] 含黄碱类配糖体之芫花素、植物固醇、洋芹子素及色素等。

亦用为利尿药。

此外有"大戟"与"甘遂"，均含不明之苛烈性成分，功效与本品相似。多服能中毒，呈咽头肿胀、充血，呕吐，眩晕，昏迷，痉挛及瞳孔散大等。

牵牛子（植）

（黑丑，白丑）

[性味] 辛，热。

[适应] 二便不利，肺肿喘满，腹水，脚气，痰结食滞，肠内异常发酵等。

[用量] 八分至一钱五分。

[配伍] 伴大黄、甘遂、大戟、芫花、木香、青皮、橘皮。舟车丸——刘河间方。治燥实阳水。

[备注] 含脂肪油、树脂配糖体牵牛子酯等。

芒硝（矿）

[性味] 辛、咸、苦，寒。

[适应] 食积坚痞，大便秘结，少腹硬满作痛，黏液性胃卡他等。

［用量］八分至一钱五分。冲服。

［配伍］伴大黄、甘草。调胃承气汤——《伤寒论》方。治肠胃
燥实便闭。

［备注］为含水硫化钠，虽溶于水，但肠壁难于吸收，且有夺去
体内水分作用，故终至排出水样便。

本品之提炼者为"玄明粉"，亦含硫酸钠，均为盐类泻药。

柏子仁

见滋补强壮药。

胡麻

见滋补强壮药。

枳实

见健胃消化药。

瓜蒌仁

见清凉退热药。

槟榔

见驱虫药。

蜂蜜

见缓和药。

第九章　利尿药

作用于泌尿道，使肾小球过滤增加及肾小管的再吸收减少，尿量因而增多者，称为利尿药。中药以理湿为目的，亦用于膀胱、尿道炎症，有消炎或减除传染性毒素侵害的能力。

蟋蟀（动）

［性味］辛、咸，温。

［适应］水肿膨胀，膀胱麻痹之尿闭，跌扑伤肚之小便不利等。

［用量］二只至四只。

木通（植）

［性味］苦、甘，平。

［适应］膀胱、尿道炎，小便淋沥不利；亦治妇人乳腺炎、乳汁不通等。

［用量］八分至一钱五分。

［配伍］

1.伴商陆、槟榔、羌活、茯苓、椒目、泽泻。疏凿饮——《济生方》。治水肿，大小便秘。

2.伴瞿麦、滑石、冬葵子、麻仁、茅根、甘草。木通散——《证治准绳》方。治五淋。

［备注］含皂碱素、钾盐、脂肪油等。

本品古称通草，味极苦。现今所用之"通草"，乃属通脱木，质松味淡，虽能利尿，力极微弱，仅可作为佐药。又有一种名"便通"，原植物科属未详，虽有利尿作用，效能亦不大。

茯苓（植）

［性味］甘，平。

［适应］呕吐痰水，皮下水肿，大便溏泄，小溲不利，一切肠胃机能薄弱，消化及吸收减退等症，兼具营养作用。

［用量］三钱至四钱。

［配伍］

1. 伴人参、白术、甘草。四君子汤——《局方》。治脾胃薄弱，阳虚气短。

2. 伴半夏、生姜。小半夏加茯苓汤——《伤寒论》方。治停水胸痞。

［备注］含茯苓酶，为单纯之葡萄糖酐。

本品为寄生于松根之地中菌类。附根者为"茯神"，离根而色白者为本品，亦称"白苓"，色微红者为"赤苓"，其外皮为"茯苓皮"。习惯上以茯神治心悸、失眠，赤苓治小便不利，茯苓皮治水肿、脚气，实则一物而异名，效用亦不能严格划分。

此外，有"土茯苓"，与萆薢、菝葜同种，能解轻粉、水银毒。多用于梅毒性关节炎及溃疡等。有变质及分利小便之效。

猪苓（植）

[性味] 甘、苦、淡，平。

[适应] 浮肿，脚气，淋浊，泻痢，其他新陈代谢障碍之尿利不畅等。

[用量] 三钱至四钱。

[配伍] 伴白术、泽泻、茯苓。四苓散——《瘟疫论》方。治湿热溺涩，烦渴。

[备注] 含脂酸及苹果酸等。

本品附生于枫树根间，与茯苓同而不补。

车前子（植）

[性味] 甘，寒。

[适应] 膀胱、尿道炎，肠炎泄泻，小便淋沥，湿性脚气；并治女子赤白带下。

[用量] 一钱五分至三钱。

[配伍] 伴竹叶、赤苓、荆芥、灯心。车前子散——《证治准绳》方。治诸淋。

[备注] 含车前子酸、琥珀酸、多量黏液等。对尿中成分尿素、氯化钠、尿酸之排泄，有显著增加。

其全草为"车前草"，含配糖体车前草苷及桃叶珊瑚碱。能亢奋分泌神经，增加气管、支气管黏液及消化液之分泌，作用于呼吸中枢，使呼吸运动深大而徐缓，故兼用于镇咳祛痰。

泽泻（植）

［性味］甘、咸，微寒。

［适应］肾脏炎，摄护腺[①]炎，小便短少，水肿，泄泻，停饮眩冒等。

［用量］三钱至四钱。

［配伍］

1. 伴赤苓、枳壳、木通、槟榔、猪苓、牵牛。泽泻散——《证治准绳》方。治二便秘塞，膀胱气壅胀闷。

2. 伴白术。泽泻汤——《金匮》方。治支饮冒眩。

［备注］含精油、树脂、蛋白质、淀粉及灰分等。能增加尿量及尿素与氯化钠之排量。

椒目（植）

［性味］苦、辛，寒。

［适应］水肿腹胀，小便癃闭。

［用量］八分至一钱五分。

［配伍］伴防己、葶苈、大黄。己椒苈黄丸——《金匮》方。治腹满，肠间有水气。

［备注］本品即川椒之子核，含柠檬油。"川椒"则含生姜辛味油，常充调味品之用。

---

① 摄护腺：前列腺的旧称。

汉防己（植）

［性味］大辛、苦，寒。

［适应］肌肉及关节风湿痠痛，手足挛急，四肢浮肿等。

［用量］一钱五分至三钱。

［配伍］

1.伴黄芪、桂枝、茯苓、甘草。防己茯苓汤——《金匮》方。治皮水，四肢肿。

2.伴白术、生姜、甘草、肉桂、茯苓、乌头。防己汤——《千金方》。治历节痛。

［备注］含白色针状结晶之赝碱。

亦用为镇痛药。

此外有"木防己"，亦具利尿作用而力稍逊。

萆薢（植）

［性味］甘、苦，平。

［适应］湿痹脚弱，腰背痛，尿酸性偻麻质斯，梅毒，淋浊，尿道炎症。

［用量］一钱五分至三钱。

［配伍］伴益智仁、菖蒲、乌药。萆薢分清饮——《杨氏方》①。治白浊，小便频数不利。

［备注］含萆薢素。萆薢毒素，溶血作用甚强。

亦用为变质药。

----

① 杨氏方：即《杨氏家藏方》。

茵陈（植）

[性味]苦，寒。

[适应]黄疸，小便短赤；亦治各种传染性热病之稽留热、弛张热，兼具退热作用。

[用量]一钱五分至三钱。

[配伍]伴大黄、山栀。茵陈蒿汤——《伤寒论》方。治身黄如橘色，小便不利，腹微满。

[备注]含茵陈香精、结晶性酮及二环萜等。

丝瓜络（植）

[性味]甘，平。

[适应]小便不利，水气浮肿及风湿性关节炎等。

[用量]一钱五分至三钱。

[备注]含硝酸钾、皂碱素、植物黏液等。

萹蓄（植）

[性味]苦，平。

[适应]淋浊，小便涩痛，膀胱、尿道炎，女子阴道炎等。

[用量]一钱五分至三钱。

[配伍]伴木通、车前、大黄、滑石、甘草、瞿麦、山栀。八正散——《局方》。治淋痛，尿血。

[备注]含萹蓄素及配糖体。

亦用为消炎药。

瞿麦（植）

［性味］苦，寒。

［适应］五淋涩痛，尿道炎，膀胱炎；亦用于妇科，作通经药。

［用量］一钱五分至三钱。

［配伍］伴赤芍、车前、茅根、赤苓、桑皮、石韦、生地、驴皮胶、滑石、黄芩。瞿麦散——《奇效方》。治血淋、尿血。

［备注］亦用为消炎药。

石韦（植）

［性味］苦，平。

［适应］小便癃闭，淋浊刺痛，亦治劳热。

［用量］一钱五分至三钱。

［配伍］伴车前子。石韦汤——《证治准绳》方。治小便不通。

［备注］亦用为消炎药。

海金沙（植）

［性味］甘，寒。

［适应］热性病水肿，膀胱、尿道炎，淋病之排尿障碍。

［用量］一钱至二钱。包煎。

［配伍］伴滑石、甘草。海金沙散——《证治准绳》方。治诸淋涩痛。

［备注］亦用为消炎药。

杜赤豆（植）

［性味］甘、酸，平。

［适应］脚气，萎黄病，心脏性浮肿，大便下血。并用于外科脓毒性痈肿疔疮。

［用量］三钱至五钱。

［配伍］

1.伴赤砂糖煮食。民间单方。治面浮萎黄，足肿乏力。

2.伴当归。赤小豆当归散——《金匮》方。治便血。

［备注］含三种结晶性皂碱素。

亦用为变质药。

薏苡仁

见健胃消化药。

芫花

见泻下药。

茅根

见清凉退热药。

木贼草

见消炎解毒药。

滑石

见消炎解毒药。

大腹皮

见驱虫药。

第十章　发汗药

调整异常兴奋之温热中枢，扩大皮肤血管，使散温机能增加，而使已经升高之体温恢复正常目的者，习用发汗药物。因对于部分发热病之根源不能清除，故为暂时之对症疗法。惟在热性传染病初期，用之可顿挫其病势，或发热太高，过度危害病体时，亦有应用的必要。但发汗药不宜连续使用。

麻黄（植）

［性味］辛、微苦，温。

［适应］伤寒高热无汗，急慢性气管炎，咳逆上气，水肿，小便不利等。并常用于儿科之初期肺炎及百日咳。

［用量］五分至一钱。

［配伍］

1.伴桂枝、杏仁、甘草。麻黄汤——《伤寒论》方。治伤寒无汗。

2.伴厚朴、豆蔻、吴萸、益智仁、柴胡、黄芩、升麻、神曲。麻黄定喘汤——李东垣方。治寒郁咳喘，喉鸣。

［备注］含主成分麻黄素，并含少量左旋甲基麻黄素、右旋甲基异麻黄素、左旋及右旋异麻黄素、鞣酸等。对支气管肌有弛缓作用；过量则能使心脏衰弱。

亦用为镇咳、平喘药。

其地下根为"麻黄根",与本品有相反之生理作用,治自汗、盗汗。

防风(植)

[性味]辛、甘,微温。

[适应]急性热病初起之头痛,肢体烦疼,神经痛,偻麻质斯;兼具镇痛之力。

[用量]一钱至二钱。

[配伍]

1.伴羌活、白术、川芎、白芷、黄芩、细辛。防风冲和汤——《沈氏尊生》方。治感冒风寒。

2.伴当归、羌活、桂枝、秦艽、黄芩、葛根、赤苓、杏仁。防风汤——刘河间方。治行痹。

[备注]含有糖分、树胶酸及挥发性精油。不含赝碱、鞣酸。

薄荷(植)

[性味]辛,凉。

[适应]感冒寒热,头痛,喉头炎,鼻黏膜炎;亦治各种神经痛,皮疹,皮肤瘙痒等。

[用量]八分至一钱五分。后入。

[配伍]伴羌活、麻黄、柴胡、川芎、桔梗、茯苓、甘草。薄荷汤——《证治准绳》方。治感冒,鼻塞不通。

[备注]含挥发性薄荷油,油中含薄荷脑。有局部杀菌及知觉麻

痹作用；内服少量有兴奋作用。

亦用为镇痛药。

豆豉（植）

[性味] 苦，寒。

[适应] 肠道传染性热病，头痛，烦闷；亦用于荨麻疹。

[用量] 三钱至四钱。

[配伍] 伴荆芥、薄荷、牛蒡、竹叶、银花、连翘、桔梗、芦根。银翘散——《温病条辨》方。治风温初感。

[备注] 本品用黑豆发酵而成，发汗力量甚弱而有宣透性，能开泄胃肠陈气。若专以黑豆发芽晒干，为"豆卷"，效用近似。

香薷（植）

[性味] 辛，温。

[适应] 伤暑胃肠型流感，发热恶寒，头痛，胸闷；亦能化湿利水。

[用量] 八分至一钱五分。

[配伍] 伴扁豆、厚朴。三物香薷饮——《局方》。治中暑。

[备注] 含香薷酮及倍半萜等。

本品用于夏令以代麻黄，考其实际，亦治风寒，非能清解暑热，俗称阴暑者是。

西河柳（植）

[性味] 甘、咸，平。

［适应］流行性感冒头痛，肌肉倭麻质斯；常用于儿科之麻疹初期，疹点不密，并能解热。

［用量］一钱至二钱。

［配伍］伴芫荽煎汤熏洗。民间单方。治麻疹不透。

［备注］含配糖体柳苷，能扩张皮肤血管。

荆芥（植）

［性味］辛、苦，温。

［适应］流行性感冒、产褥热、神经痛及诸疮痛痒、皮肤病等。

［用量］一钱至二钱。

［配伍］伴防风、羌活、独活、前胡、柴胡、枳壳、桔梗、赤苓、川芎。荆防败毒散——《证治准绳》方。治风热，大头瘟，疮疡寒热等。

［备注］含精油，主成分为右旋性薄荷酮、左旋性薄荷酮、右旋性柠檬透等。

本品取穗炒黑，亦用于热性病之吐衄及女子崩漏，作为止血目的。

葱白（植）

［性味］辛，平。

［适应］感冒恶寒无汗，头痛鼻塞；并治胃脘痛，小腹急痛。亦用于外科，捣敷化脓性皮肤病，有强大灭菌力。

［用量］二寸至四寸。

［配伍］伴豆豉。葱豉汤——《千金方》。治感冒初起，头疼

发热。

[备注] 含挥发油。

亦用为健胃药。

其叶为"青葱管"，能舒气滞，止神经痛。

羌活

见镇痛药。

紫苏

见镇咳祛痰药。

第十一章　清凉退热药

热度过高，得汗不解，或久热持续不退，或因发热而引起并发症，或因他种疾患而引起骨蒸潮热等，需要清凉退热药疗治。其作用在限制体温产生，使异常兴奋的温热中枢归于镇静及限制组织细胞的物质代谢，使之趋于徐缓。故对于因中枢兴奋所致的精神过敏、失眠，与一般神经症状，亦有抑制功效。

犀角（动）

［性味］苦、酸、咸，寒。

［适应］时行疫疠，伤寒，温病之烦躁，狂妄，斑疹，丹毒。各种传染性热病之高热犯脑及因热病而致之吐衄、下血等。

［用量］二分至六分，宜先煎；或磨汁用。

［配伍］

1.伴生地、菖蒲、黄芩、银花、连翘、板蓝根、香豉、玄参、天花粉、紫草。神犀丹——《温热经纬》方。治温热暑疫，神情昏躁，兼发紫斑危证。

2.伴生地、丹皮、芍药。犀角地黄汤——《千金方》。治伤寒温病，热伤血分，吐血，衄血等。

［备注］含角质、碳酸钙、磷酸钙、硫化乳酸、胶质等。

蝉衣（动）

[性味] 甘，寒。

[适应] 急性热性病之烦热，口干；麻疹，风疹作痒，咽喉炎及上呼吸道疾患。

[用量] 八分至一钱五分。

[配伍] 伴防风、荆芥、甘草、川芎、当归、升麻。蝉蜕膏——《证治准绳》方。治上焦感受风邪。

[备注] 亦用为消炎药。

地龙（动）

（一名蚯蚓，俗名曲蟮）

[性味] 咸，寒。

[适应] 伤寒、温病狂热，脑膜炎之高热；高血压及充血性之头痛。亦治膀胱、尿道炎症，神经挛急等。

[用量] 一钱五分至三钱。

[配伍] 伴穿山甲、朱砂。地龙散——《证治准绳》方。治风热瘾疹，状如伤寒。

[备注] 为中性含氮成分，有舒展支气管与降低高血压及抑制小肠紧张诸作用。

葛根（植）

[性味] 辛、甘，平。

[适应] 伤寒、温病烦渴，项背强急，协热下利，肠胃虚弱之泄

泻及久痢等。

［用量］八分至一钱五分。

［配伍］

1.伴麻黄、桂枝、芍药、甘草、生姜、大枣。葛根汤——《伤寒论》方。治伤寒太阳、阳明合病；亦治刚痉。

2.伴黄芩、黄连、甘草。葛根芩连汤——《伤寒论》方。治身热下利。

［备注］其花为"葛花"，清胃止渴，能解酒毒。

柴胡（植）

［性味］苦，平、微寒。

［适应］间歇热及疟疾、伤寒等传染性病之弛张热；各种神经官能性疾患之精神不安，胸胁苦满。亦常用于妇科官能性月经不调。

［用量］八分至一钱五分。

［配伍］

1.伴黄芩、半夏、甘草、人参、生姜、大枣。小柴胡汤——《伤寒论》方。治寒热往来，口苦，目眩。

2.伴当归、芍药、白术、茯苓、甘草、薄荷、煨姜。逍遥散——《局方》。治肝胃不和，散郁，调经。

［备注］含皂碱素。除解热作用外，并有阻制疟原虫发育及消灭原虫之效。

产于银夏者有"银柴胡"，科属实与本品不同。对慢性、衰弱性之消耗热，稽留热、热病恢复期之余热不清等，有相当效能。

常山（植）

[性味] 辛、苦，寒。

[适应] 间日疟、三日疟及热性病之不宜汗解者。亦可除胸膈痰结。

[用量] 一钱五分至三钱。

[配伍] 伴草果、槟榔、知母、贝母、乌梅。常山饮——《局方》。治痰疟。

[备注] 含常山碱甲、乙及丙。其抗疟效能，大于奎宁约二十五至五十倍。

苗叶为"蜀漆"，功用同而效力尤强。

此外，有一种"土常山"，俗名"甜茶"，为与"鸡骨常山"同科之植物。治疟效力亦强。

黄芩（植）

[性味] 苦，寒。

[适应] 传染性热病烦渴，呕吐，肠炎泄泻，赤痢滞下，高血压症；并常用于妇科之安胎、调经，外科之化脓性痈疡。

[用量] 一钱五分至三钱。

[配伍]

1. 伴芍药、甘草、大枣。黄芩汤——《伤寒论》方。治热利。

2. 伴当归、川芎、芍药、白术。当归散——《金匮》方。治血虚，安胎。

[备注] 含甲种黄芩色素、乙种黄色素两种黄碱体之诱导体。对

胃部炎症之胃壁硬化、肠炎之泄泻，有相当功效；并对白喉菌、溶血链球菌、葡萄球菌、霍乱菌、伤寒菌，有抗生作用。

山栀（植）

［性味］苦，寒。

［适应］心中虚烦懊侬及热性病之现里证者。亦治吐血，衄血，黄疸。并用于外科疮疡痈肿。

［用量］一钱五分至三钱。

［配伍］

1.伴竹茹。栀子竹茹汤——《沈氏尊生》方。治胃热。

2.伴黄柏、甘草。栀子柏皮汤——《伤寒论》方。治身黄发热。

［备注］含苦味质、栀子黄色素、番红花色素、挥发油、甘露蜜醇、鞣酸等。

亦用为消炎药。

连翘（植）

［性味］苦，微寒。

［适应］各种传染性热病，化脓性炎症，斑疹丹毒，皮下溢血；亦常用于外科诸疮痈肿。

［用量］三钱至四钱。

［配伍］

1.伴升麻、葛根、桔梗、甘草、牛蒡、木通、芍药、薄荷。连翘升麻汤——张洁古方。治内热，解毒。

2.伴山栀、桔梗、赤芍、当归、玄参、射干、黄芩、红花、葛根、甘草。连翘消毒饮——《医宗金鉴》方。治诸肿疮疡。

[备注]含连翘苷及皂碱素。对伤寒菌、霍乱菌、大肠菌、葡萄球菌、白喉菌，有较强之抗生力。

亦用为消炎药。

桑叶（植）

[性味]苦、甘，凉。

[适应]感冒头痛，神经痛，充血性目疾，扁桃腺炎等。

[用量]一钱五分至三钱。

[配伍]伴菊花、桔梗、连翘、杏仁、甘草、芦根、薄荷。桑菊饮——《温病条辨》方。治风温。

[备注]含还原糖。

亦用为镇静药。

其嫩枝为"桑枝"，治手足拘挛，肢体神经痛。根白皮为"桑皮"，治咳嗽喘息、卡他性支气管炎。所结之果实为"桑椹"，含琥珀酸，治贫血烦躁、失眠、神经衰弱，充作强壮药，并有润肠作用。

佩兰（植）

[性味]辛、甘，寒。

[适应]感冒伤暑，头痛，恶心，口臭，胸闷，食减等。

[用量]一钱至二钱；鲜者倍之。

[备注]亦用为健胃药。

本品在处方上亦作"省头草"，不知实系二物。或谓"辟汗草"，功能治疟，似为省头草之一类云云。

青蒿（植）

［性味］苦，寒。

［适应］热性病之中末期，弛张热，消耗热，各种神经性热，产褥热等。

［用量］一钱五分至三钱。

［配伍］伴鳖甲、生地、知母、丹皮。青蒿鳖甲汤——《温病条辨》方。治温病夜热早凉。

［备注］含结晶赝碱、苦味质、挥发油等。

白薇（植）

［性味］苦、咸，寒。

［适应］风温灼热，虚烦，狂惑，其他慢性之热性疾患。有凉血效能。

［用量］一钱至三钱。

［配伍］伴芍药。白薇散——《千金方》。治肺热遗尿。

知母（植）

［性味］辛、苦，寒，滑。

［适应］口渴，干咳，心胸烦热，小便赤涩；伤寒、肺炎等传染性热病之稽留热或弛张热。

［用量］一钱至三钱。

［配伍］伴黄芩、柴胡、生地、赤芍、麦冬、射干、升麻、竹叶。知母散——《圣惠方》。治劳热，四肢烦疼，咽喉不利。

[备注] 含皂碱素，对伤寒菌、葡萄球菌有抗生作用。

亦用为消炎药。

茅根（植）

[性味] 甘，寒。

[适应] 吐衄烦渴，小便不利，各种热性病之弛张热。

[用量] 一两至二两。多属鲜货，用时去心。

[备注] 含葡萄糖、果糖、纤维糖及树胶等。

亦用为利尿药。

其花为"茅花"，能止吐衄，充作止血药。

芦根（植）

[性味] 甘，寒。

[适应] 热性病烦闷，口渴，小溲短赤等。

[用量] 五钱至一两；鲜者倍之。用时去节。

[备注] 含糖类、蛋白质、中性盐类及精油等。有解除食物中毒之力。

石斛（植）

[性味] 甘、淡、微咸，微寒。

[适应] 衰弱症及热性病后胃液不足，烦渴干苦；亦具营养作用。

[用量] 三钱至五钱；鲜者倍之。先煎。

[配伍] 伴扁豆、藿香、丹皮、赤芍、甘草、茯苓、橘皮、枳壳。石斛清胃汤——《张氏医通》方。治麻疹后热壅，呕吐，不食。

［备注］含石斛碱及黏液质。

亦用为滋补药。

本品茎似木贼草而粗短，形扁。干后色黄者为"金钗斛"，功同而力较逊。若摘取嫩尖晒干，细小如环者名"枫斛"，生津最足，但欲其清热，终以鲜者为上，因其黏液较多。

瓜蒌（植）

（一名栝楼）

［性味］甘，寒。

［适应］卡他性肺炎①之胸膈痞闷；气管炎、肋膜炎之咳逆。并治大便燥结，便通不畅。

［用量］三钱至四钱。

［配伍］

1. 伴枳实、桔梗、半夏。瓜蒌实丸——《济生方》。治胸膈痞痛彻背。

2. 伴枳实、山栀、川贝、桔梗、麦冬、人参、苏子、陈皮。瓜蒌枳实汤——《沈氏尊生》方。治痰火。

［备注］本品除全用外，亦可分用。"瓜蒌皮"轻扬而清肺热。"瓜蒌仁"滑润而通大便，作为轻泻药。其根为"天花粉"，味带微苦，能生津液，习用于久病、热性病后之口燥作渴。

---

① 卡他性肺炎：原作"卡他性胃炎"，今据文义改。

荷叶（植）

［性味］苦，平。

［适应］暑热症及热性病之肌热，口渴；亦治吐血、便血及血痢等。

［用量］一方或一角，鲜者同。

［备注］含荷莲碱。

其柄为"荷梗"，功效略同。习惯上宣散取叶，通气取梗。其花为"荷花瓣"，则多用于清解暑热。

大青（植）

［性味］苦、咸，大寒。

［适应］各种传染性热病，斑疹，丹毒，猩红热，咽喉炎症，小儿口疮等。

［用量］一钱至三钱。

［配伍］伴玄参、生地、石膏、知母、木通、甘草、地骨皮、荆芥。大青汤——《证治准绳》方。治热毒发斑。

［备注］亦用为消炎药。

白头翁（植）

［性味］甘、苦，寒。

［适应］急性、热性赤白痢，伤寒肠出血，温疟寒热等。

［用量］一钱至三钱。

［配伍］伴秦皮、黄柏、黄连。白头翁汤——《伤寒论》方。治

热利下重，渴欲饮水。

　　［备注］含白头翁毒素，能使内脏神经支配之血管收缩。

秦艽（植）

　　［性味］苦、辛，微温。

　　［适应］风痹肢节痛，尿酸性痛风，衰弱性疾患之消耗热；略具利尿作用。

　　［用量］一钱五分至三钱。

　　［配伍］伴鳖甲、柴胡、地骨皮、知母、当归。秦艽鳖甲散——《卫生宝鉴》方。治骨蒸壮热，颊赤，盗汗等症。

　　［备注］含秦艽碱及挥发性精油。

　　亦用为镇痛药。

白鲜皮（植）

　　［性味］苦，寒。

　　［适应］时行热毒，风痹，黄疸，疥癣诸疮。

　　［用量］一钱至二钱。

　　［备注］含白鲜碱、皂碱素、转化糖、乳糖、挥发油、蜡质物、碳酸酚化合物等。

　　亦用为变质药。

石膏（矿）

　　［性味］甘、辛，大寒。

　　［适应］热性病亢进期之高热稽留，头痛，烦躁，大渴引饮，昏

谵、狂妄等神经症状；并治急性肺炎，神经炎，关节炎及风火牙痛等。

［用量］五钱至一两。先煎。

［配伍］

1. 伴知母、粳米、甘草。白虎汤——《伤寒论》方。治伤寒阳明病，身热，烦渴。

2. 伴麻黄、杏仁、甘草。麻杏石甘汤——《伤寒论》方。治肺胃热郁咳喘。

3. 伴升麻、知母、大黄、山栀、薄荷、赤苓、连翘、朴、硝、甘草。石膏汤——《疡医大全》方。治胃热牙痛。

［备注］含硫酸钙。

以本品末浸童便，再用秋露水搅澄晒干者为"秋石"，亦称"尿浸石膏"，即处方所用之"淡秋石"。具滋阴降火之力，除骨蒸，劳热；火煅研末，并可作疮疡配合外用药。惟"咸秋石"以石盐煮成，不堪入药。

鳖甲

见滋补强壮药。

鲜生地

见滋补强壮药。

升麻

见变质药。

羚羊角

见镇静药。

钩藤

见镇静药。

竹茹

见镇静药。

前胡

见镇咳祛痰药。

人中黄

见消炎解毒药。

乌梅

见收敛药。

第十二章　消炎解毒药（包括制菌药）

内脏所患之炎症，常因细菌的毒素，或细菌的分解物，或细胞的蛋白质分解产物等因素所引起。往往发现身热，燥渴，二便失调，以及器官方面之异常。中药内服有抑制消散功能者，均为消炎解毒药。应用范围至广，常与清凉退热药相辅而行。

人中黄（动）

（一名甘中黄）

［性味］甘，寒。

［适应］各种热病狂躁，牙疳，疮毒溃烂及斑疹紫黯等败血性脓毒疾患。

［用量］五分至一钱。

［配伍］伴苍术、桔梗、滑石、大黄、人参、黄连、黄芩、防风、香附。人中黄丸——《张氏医通》方。治温疫诸热毒。

［备注］本品系用竹筒纳入甘草末，塞两端浸粪缸内制成。

又有"人中白"，乃溺器中自然沉淀之固体物质，含尿酸钙、磷酸钙。治牙疳，口疮，咽喉炎症，为喉、外科外用药。

亦用为退热药。

玄参（植）

［性味］苦、咸，微寒。

［适应］发斑，丹毒，热病后余热未清；阴虚精神异常兴奋；眼结膜炎，扁桃腺炎，尿道炎等。

［用量］一钱五分至三钱。

［配伍］伴石膏、生地、犀角、黄连、山栀、桔梗、黄芩、知母、赤芍、连翘、甘草、丹皮、竹叶。清瘟败毒饮——余师愚方。治瘟疫狂躁，烦心，口干，咽痛，吐衄，发斑等。

［备注］含糖分等。小量有轻微强心作用，大量能使血压下降。不能减除因大肠菌引起之高热。

银花（植）

［性味］甘，寒。

［适应］温热病，肠炎赤痢；常用于外科之各种脓毒性疾患。

［用量］一钱五分至三钱。

［配伍］伴连翘、竹叶、甘草、麦冬、生地。银翘汤——《温病条辨》方。治阳明温病。

［备注］含鞣酸、氮素、灰分等。对伤寒、副伤寒、霍乱菌、溶血性链球菌，有较强之抗生作用。

亦用为变质药。

其茎叶为"忍冬藤"，效用相似，兼制经络痛。

丹皮（植）

［性味］辛、苦，微寒。

［适应］吐血，衄血，便血，斑疹热及各种化脓性炎症；有防腐之力；亦常用于妇科之子宫出血。

［用量］一钱至三钱。

［配伍］伴苡仁、蒌仁、桃仁。牡丹皮散——《千金方》。治疗疮热毒。

［备注］含牡丹香醇、安息香酸、异胆石醇之脂肪酸酯等。对伤寒菌、霍乱菌，有抗生作用。

黄柏（植）

［性味］苦、微辛，寒。

［适应］传染性热病，伤寒赤痢，热性黄疸；尿道、膀胱、肾脏诸炎症。

［用量］一钱五分至三钱。

［配伍］伴赤芍。黄柏丸——钱乙方。治热痢下血症。

［备注］含小檗碱、结晶性黄柏酮、苦味质黄柏内酯等。对白喉菌、赤痢菌、伤寒、副伤寒菌、霍乱菌、大肠菌、变形菌、绿脓菌、葡萄球菌、溶血性链球菌，均有抗生作用。

龙胆草（植）

［性味］大苦，大寒。

［适应］肝胆火旺，眼结膜炎，十二指肠炎；膀胱、尿道诸炎症。

[用量]八分至一钱五分。

[配伍]伴柴胡、泽泻、车前、木通、生地、当归、山栀、黄芩、甘草。龙胆泻肝汤——李东垣方。治肝经湿热，口苦，耳聋，小便涩滞等。

[备注]含龙胆苦味苷、三糖体、非结晶苷质及结晶苷质等。对浆细胞有毒，对疟疾之发热，具有治疗功效。

山豆根（植）

（一名金锁匙）

[性味]苦，寒。

[适应]急性肠炎，牙龈肿痛，常用于喉科之咽喉炎症。

[用量]一钱至三钱。

地丁草（植）

[性味]苦、辛，寒。

[适应]高热烦躁，急性炎症进行期；常用于外科疔毒及急性化脓性痈肿。

[用量]一钱五分至三钱。

[配伍]伴白矾、甘草、银花。地丁饮——验方。治疗疮。

[备注]含植物碱。

本品开紫花，故亦称"紫花地丁"。另有"蒲公英"，亦名"黄花地丁"，与本品不同。味亦苦寒，含蒲公英素，皂碱素，酵素，挥发油，维生素甲、乙及丙。习用于外科乳腺炎之肿毒，乳汁不通等。

败酱草（植）

［性味］苦，平。

［适应］阑尾炎，痈毒疮肿；亦治妇人产后恶露不净。

［用量］二钱至三钱。

［配伍］伴苡仁、附子。薏苡附子败酱散——《金匮》方。治肠痈。

青黛（植）

［性味］咸，寒。

［适应］肝火内热，口腔黏膜炎，齿龈炎，扁桃腺炎，中耳炎，头部湿疹等。

［用量］二分至五分，包煎。

［配伍］

1. 伴胡黄连、天竺黄、朱砂、牛黄、干蟾。青黛丸——庄氏方。治小儿疳热。

2. 伴牙硝、朱砂、黄连、黄柏、雄黄、牛黄、硼砂、冰片。青黛散——《沈氏尊生》方。治咽疮，重舌。外吹。

［备注］含靛蓝残质。

本品系蓼蓝之叶，经水发酵，并与木炭、石灰等拌和后，取其上浮之凝块。习惯上除"黛蛤散""碧玉散""黛灯心"外，绝少单用于内服处方。外科喉科亦多作散剂。

板蓝根（植）

［性味］苦、甘，凉。

［适应］吐衄，血痢，温毒，丹毒，腮腺炎，败血症及脓毒性炎症。

［用量］一钱五分至三钱。

［配伍］伴黄连、黄芩、玄参、甘草、桔梗、柴胡、陈皮、牛蒡、马勃、连翘、薄荷、僵蚕、升麻。普济消毒饮——李东垣方。治大头瘟毒。

［备注］有谓本品系用"大青"之根，恐非是。

马勃（植）

［性味］辛，平。

［适应］吐血，鼻衄，肺热咳嗽。常用于喉科之咽喉炎症，亦可外敷刀伤出血。

［用量］八分至一钱五分。

［备注］含磷酸钠、铝、镁、矽酸、硫酸盐等；此外，尚含闪白氨基酸、干酪氨基酸、麦角固醇、类脂质、尿素、马勃素等。

菊花（植）

［性味］甘、辛，平。

［适应］风热头痛，眩晕，耳鸣；脑充血，目赤痛，心中烦热。并常用于外科之痈肿疔毒症。

［用量］一钱五分至三钱。

［配伍］

1.伴荆芥、防风、僵蚕、川芎、细辛、白芷、薄荷。菊花茶调散——《局方》。治风热，清头目。

2.伴当归、生地、知母、贝母、白芍、川芎、地骨皮、柴胡、黄芩、升麻、犀角。菊花清燥汤——《证治准绳》方。治痈疽肿硬焮痛。

[备注] 含精油、腺素、胆碱等。

亦用为镇静药。

本品种类甚杂，色黄而产杭州者为正，称"杭菊花"，亦称"黄菊花"；色白而产滁州者较次，称"滁菊花"，亦称"白菊花"。

秦皮（植）

[性味] 苦、涩，寒。

[适应] 肠炎，尿道炎，充血性眼结膜炎；并治女子子宫、阴道炎等。

[用量] 一钱至三钱。

[配伍] 伴黄连、滑石。秦皮散——《证治准绳》方。治风毒赤眼，痛痒涩泪。

木贼草（植）

[性味] 甘、苦，平。

[适应] 小便癃闭，继续性皮水；又常用于眼科之外障、目赤、羞明多泪。

[用量] 一钱至二钱。

[备注] 含无水矽酸。

亦用为利尿药。

青葙子（植）

（一名草决明）

［性味］苦，微寒。

［适应］皮肤风热，赤痢便血；又常用于眼科之赤障、网膜出血等。

［用量］一钱五分至三钱。

［配伍］伴生地、防风、菟丝子、茺蔚子、玄参、柴胡、泽泻、车前子、细辛。青葙子丸——《医宗金鉴》方。治肝虚目疾。

［备注］植物学家或以"马蹄决明"称草决明，非指本品。

谷精草（植）

［性味］辛，温。

［适应］头风痛，尿赤短涩；又常用于眼科之障翳、羞明、充血症。

［用量］一钱五分至三钱。

［配伍］伴龙胆草、生地、红花、荆芥、木通、赤芍、茯苓。谷精龙胆散——《证治准绳》方。治肝火目赤。

金果榄（植）

［性味］苦，寒。

［适应］热咳，失音，急性喉头炎，口腔炎等。

［用量］一钱至二钱。

［备注］本品为蔓生藤类，结实如橄榄，剖之色黄，故名，入药

用其根。

橄榄入药用，多取产自西藏者，称"西青果"，或"藏青果"。性味酸、甘，微温，以清咽、解毒为目的。

挂金灯（植）

（一名酸浆）

[性味] 苦、酸，寒。

[适应] 支气管炎，扁桃腺炎，小便赤涩等。

[用量] 一钱至三钱。

[备注] 含草酸、枸橼酸及微量之植物碱类。

灯心（植）

[性味] 甘、淡，微寒。

[适应] 心烦，不寐，小儿夜啼，小便不利；并为喉科之急性喉头炎及喉痹等吹药。

[用量] 四札至十札。每札约寸许长十茎。

[备注] 含阿拉伯树胶及木胶等。

本品亦用为镇静剂，每以"朱砂"拌用。炙灰名"轻玄灰"，研末配合他药，用以吹喉，能消炎祛腐。

王不留行（植）

[性味] 苦、甘，平。

[适应] 疗毒痈肿，乳腺炎，淋巴腺肿胀；亦用于妇科经闭，乳汁不通。

［用量］一钱至三钱。

［配伍］伴蛇床子、竹叶、蒺藜、桃枝等，煎汤洗涤。《千金方》。治痈疽，妒乳。

［备注］含皂碱素及糖类。

皂角刺（植）

［性味］辛，温。

［适应］痈疽，乳痈及一切风疠、恶疮等外症。能诱导排脓，有溶血作用。

［用量］一钱五分至三钱。

［配伍］伴蛤粉。皂角散——《沈氏尊生》方。治吹乳肿痛。

［备注］其果实为"皂荚"，含皂荚皂碱素。能使红血球崩坏，用为刺激性祛痰药，性烈勿轻试。

大枫子（植）

［性味］辛，热。

［适应］麻风，梅毒，肺结核，淋巴腺结核等慢性传染病；亦外用于恶疮，疥癣等。

［用量］八分至一钱五分。

［配伍］伴皂角、苦参、荆芥、白芷、防风、川芎、当归、首乌、胡麻、枸杞、牛蒡、威灵仙、全蝎、白附子、蒺藜、牛膝、草乌、苍术、连翘、天麻、羌活、白花蛇。皂角苦参丸——《医宗金鉴》方。治粟疮作痒，日久形如蛇皮。

［备注］含大枫子油酸甲及乙。

滑石（矿）

［性味］甘，寒。

［适应］热病口燥，伤暑烦渴，小便短赤；并治尿血及肠出血之轻症。

［用量］三钱至四钱。水飞，包煎。

［配伍］伴甘草。六一散——刘河间方。治诸热症，热泄烦渴，小便不通。

［备注］含矽酸镁，并夹有黏土、石灰、铁等。

亦用为利尿药。

白蒺藜

见滋补强壮药。

射干

见镇咳祛痰药。

黄连

见健胃消化药。

薏苡仁

见健胃消化药。

土茯苓

见利尿药。

瞿麦

见利尿药。

石韦

见利尿药。

海金沙

见利尿药。

蝉衣

见清凉退热药。

山栀

见清凉退热药。

连翘

见清凉退热药。

知母

见清凉退热药。

大青

见清凉退热药。

大蓟

见收敛药。

第十三章 驱虫药

驱虫药专用于驱除肠管内寄生虫。寄生虫有绦虫（寸白）、蛲虫、蛔虫、姜片虫、钩虫、鞭虫等种种，除蛲虫寄居于大肠最下部外，余多深居小肠。用药之所以收效，不外使寄生虫发生麻痹或中毒作用。惟患者在给药前应禁食，同时配合泻剂，其效始显。

使君子（植）

［性味］甘，温。

［适应］蛔虫腹痛，小儿疳泻。

［用量］一钱五分至三钱。亦可炒食。

［配伍］伴芜荑、苦楝子、甘草。使君子散——《证治准绳》方。治蛔疳。

［备注］含软脂酸、油酸、蔗糖。

雷丸（植）

［性味］苦，寒。

［适应］杀绦虫，消积滞。

［用量］一钱五分至三钱。

［配伍］伴鹤虱、使君子、胡黄连、芦荟、麝香、木香、芜荑。

雷丸丹——《万全①方》。治小儿诸疳。

［备注］含有机物、水分、灰分等。驱除绦虫，无副作用，被排出之虫体，呈显明崩坏现象。

槟榔（植）

［性味］辛、苦，温。

［适应］驱除蛔虫、蛲虫、绦虫、姜片虫；并治食积泻痢、肠充气等，有轻泻作用。

［用量］一钱五分至三钱。

［配伍］

1.伴雄黄、白矾。雄槟丸——验方。治虫积腹痛。

2.伴木香、青皮、陈皮、枳壳、黄柏、黄连、三棱、莪术、大黄、黑丑、香附。木香槟榔丸——张子和方。治积食泻痢。

［备注］含腐碱、槟榔碱，其作用类似毛果芸香碱及烟碱。为拟副交感神经药。

本品之外壳为"大腹皮"，习用于脘腹痞满，水肿脚气，以化湿利尿为目的。

鹤虱（植）

［性味］苦，辛。

［适应］除蛔虫、蛲虫，虫积腹痛。

［用量］一钱五分至三钱。

---

① 全：原作"金"，今据《幼幼新书》《证治准绳》《古今图书集成·医部全录》等书改。

[配伍] 伴使君子、槟榔、芜荑、苦楝子、白矾、胡粉。化虫丸——《局方》。治诸虫积。

[备注] 含挥发性精油。

石榴皮（植）

[性味] 酸、涩，温。

[适应] 除绦虫，止下痢；亦治妇女崩漏、带下。

[用量] 一钱五分至三钱。

[备注] 含鞣酸，对视神经有毒性。

亦用为收敛药。

南瓜子（植）

[性味] 甘，温。

[适应] 除绦虫，益中气。

[用量] 一钱五分至三钱。

[备注] 含脂肪油、蛋白质及维生素甲、乙、丙等。

鸦胆子（植）

（一名苦参子）

[性味] 苦，寒。

[适应] 驱虫，治间日疟、三日疟、恶性疟疾、阿米巴痢疾。

[用量] 五分至一钱。

[配伍] 以本品七粒，用桂圆肉包，吞服。民间单方。治久痢。

[备注] 含配糖体鸦胆子素甲、乙、丙；另含苦味质、皂碱素。

本品为苦木科常绿灌木"苦榛子"之误，并非豆科苦参之种子。
此外，别有"澄茄子"，亦治虫痢，疗效更强。

阿魏

见镇痛药。

百部

见镇咳祛痰药。

贯众

见妇科调经药。

第十四章 收敛药
（包括止血，制汗，制泻，涩精药）

收敛药分植物性及金属盐类两种。植物性的含有鞣酸，能沉淀组织蛋白；金属盐类能结成巩固的沉淀膜。通常作为外用，施于皮肤、黏膜方面，使局部组织紧密，减少渗出物。中药收敛药内服，包括止血、制汗、制泻、涩精、固经、束带，以及疗治气喘、遗尿症均属之。《内经》所谓"散者收之"是。其中，除止血药有促进血液凝固和收缩血管，止泻药有帮助肠管吸收和抑制蠕动亢进及吸着作用等特殊效用外，其他多与清凉剂或滋补剂同用，以达其目的。

龙骨（动）

［性味］甘、涩，平。

［适应］盗汗，遗精，吐血，神经性失眠，惊悸；及女子崩漏、带下。

［用量］三钱至五钱。先煎。

［配伍］

1.伴沙苑、牡蛎、芡实、莲须。金锁固精丸——《局方》。治梦遗，滑精，盗汗，虚烦。

2.伴黄连、白石脂、白矾、干姜、木香。龙骨丸——《万全方》。

治小儿冷热不调，洞泄下利。

［备注］“龙齿”效用相似，但习惯上专用于镇静目的为多。

金樱子（植）

［性味］酸、涩，平。

［适应］遗精，泻痢，肠黏膜炎，妇人赤白带下。

［用量］一钱五分至三钱。

［配伍］伴砂仁，为丸。《奇效良方》。治精血亏损及女子带下。

［备注］含苹果酸、柠檬酸、鞣酸及糖分、树脂等。

覆盆子（植）

［性味］甘、酸，微温。

［适应］遗精，阳痿，小溲频数不禁。

［用量］一钱五分至三钱。

［配伍］伴杞子、菟丝、五味子、车前子。五子衍宗丸——朱丹溪方。治精气亏乏。

［备注］含枸橼酸、酒石酸、鞣质及糖分。

亦用为强壮药。

五味子（植）

［性味］酸，温。

［适应］自汗，盗汗，遗精，遗尿，脾虚泄泻；慢性衰弱患者之喘咳。

［用量］五分至一钱。

［配伍］

1. 伴菟丝、石莲、茯苓、山药。茯菟丹——《局方》。治遗精，消渴。

2. 伴人参、麦冬。生脉散——《千金方》。治气短口渴，汗出不止，肢体倦怠。

3. 伴天冬、麦冬、百部、驴皮胶、薄荷。《普济方》。治肺虚喘咳。

［备注］含挥发性油及植物黏液。

亦用为镇咳药。

乌梅（植）

［性味］酸、涩，温。

［适应］泻痢不止，久疟，热性病之口渴，胃酸缺乏之消化不良，衰弱患者之咳嗽盗汗；并治肠寄生虫所致之吐利。

［用量］五分至一钱。

［配伍］伴桂枝、细辛、附子、人参、黄柏、干姜、黄连、川椒、当归。乌梅丸——《伤寒论》方。治蛔厥及久痢。

［备注］含枸橼酸、林檎酸等。

亦用为退热药。

莲须（植）

［性味］甘、涩，平。

［适应］遗精，淋浊，小便频数，女子带下。

［用量］八分至一钱五分。

［配伍］伴黄连、黄柏、砂仁、益智仁、半夏、茯苓。治浊固本丸——《局方》。治体虚白浊。

［备注］"莲房"功效相似，多用于止血，固经。"莲子"兼有强壮作用，用于心悸少寐，衰弱性泄泻。子内之心，名"莲子青心"，能除烦，解暑热，以清凉目的用之。又其根为"藕"，甘平和血；制成"藕粉"，为病中营养食科。节为"藕节"，能止吐衄、牙宣。

小麦（植）

［性味］甘，凉。

［适应］盗汗，自汗，慢性衰弱性之消耗热；并治心烦，失眠，歇斯的里症。

［用量］三钱至五钱。

［配伍］

1. 伴牡蛎、黄芪、麻黄根。牡蛎散——《三因方》。治诸虚不足，自汗，盗汗。

2. 伴甘草，大枣。甘麦大枣汤——《金匮》方。治脏躁症。

［备注］含一般谷类之营养成分及多量淀粉。

亦用为镇静药。

本品多取淮产，故称"淮小麦"；中空者为"浮小麦"。

糯稻根（植）

［性味］甘，微寒。

［适应］盗汗，自汗，退虚热，兼具和中作用。

［用量］三钱至五钱。

［配伍］伴浮小麦、红枣。民间单方。治多汗、虚汗。

碧桃干（植）

［性味］辛、苦，微温。

［适应］盗汗，虚烦。

［用量］一钱五分至三钱。

［备注］本品为桃实之碧色者，与经冬不落自干之"桃枭"不同，但亦同具止汗作用。

仙鹤草（植）

（俗名脱力草）

［性味］甘、涩，微温。

［适应］努力劳伤，吐血，肠风，十二指肠溃疡出血；大出血后之心脏衰弱；妇女崩漏，带下。

［用量］三钱至五钱。

［配伍］伴红枣。民间单方。治劳伤脱力，萎黄病。

［备注］亦用为强壮药。

含仙鹤草素、胶质、鞣酸化合物、植物性固醇等。功能止血，而无副作用及过敏反应；并能使血液凝固性增加百分之四十至五十；与血管之收缩无关，且能增加细胞之抵抗力。

侧柏叶（植）

［性味］苦，微寒。

［适应］吐血，衄血，便血，尿血，妇人崩漏。

［用量］一钱五分至三钱。

［配伍］

1.伴生地、荷叶、艾叶。四生丸——《济生方》。治吐血，衄血，血热妄行。

2.伴黄连，研末吞服。《济急方》。治小便尿血。

［备注］含侧柏苷及精油、树脂、鞣酸等。除凝固血液外，略能促进胃分泌及增加肠之收敛性。

槐花（植）

［性味］苦，凉。

［适应］肠风便血，痔疮出血，妇人崩漏；亦治目赤，皮肤风热等症。并有防治高血压作用。

［用量］一钱五分至三钱。

［配伍］

1.伴白芍、地榆、山栀、枳壳、黄芩、荆芥、生地。槐角地榆汤——《证治准绳》方。治痔漏下血、肠风等症。

2.伴侧柏叶、荆芥、枳壳。槐花汤——《统旨》方。治便血。

［备注］含配糖体芦丁。芦丁亦为荞麦之主成分，即维生素 P1，有防止血管脆性之效。

其果实为"槐角"，效用相同。

白及（植）

［性味］苦、辛，平。

［适应］吐血，跌打损伤；并治肺结核症。

［用量］八分至一钱五分。亦可研粉吞服。

［配伍］

1. 伴川贝、白芍、沙参。白及散——经验方。治肺病吐血。

2. 伴煅石膏，掺于肌肤。《济急方》。治刀斧创伤，手足皲裂。

［备注］含黏质、糖类、挥发性精油。

参三七（植）

［性味］甘、苦，微温。

［适应］跌扑损伤之疼痛，吐血，肠出血；妇人月经过多，产后血晕。亦用于伤科外敷，能散瘀、消肿、定痛。

［用量］一钱至三钱。

［配伍］伴白及。民间单方。治慢性肺结核之咳血。

［备注］含三七甲素及三七乙素，除止血外，兼有强心作用。

亦用为强心药。

据云：云南白药即以本品为主要原料，昆明地区视为补品，常服无碍。

地榆（植）

［性味］苦、酸，微寒。

［适应］吐血，便血，女子崩中带下；亦可外用于皮肤、黏膜炎症，湿疹，小出血等。

［用量］一钱五分至三钱。

［配伍］

1. 伴当归、驴皮胶、黄连、诃子、木香、乌梅。地榆丸——《证治准绳》方。治血痢。

2.伴甘草、砂仁。地榆甘草汤——《沈氏尊生方》。治便血。

［备注］含地榆皂碱素、鞣酸、糖质等。

椿白皮（植）

［性味］苦，微温。

［适应］泻痢，肠风下血；亦治妇人崩漏、赤带、产后出血不止。

［用量］一钱五分至三钱。

［配伍］伴白芍、黄柏、良姜。椿皮丸——验方。治妇人①赤白带下。

［备注］香者为椿，臭者为樗。"樗白皮"亦入药用，同以收涩为目的。

棕榈（植）

［性味］苦、涩，平。

［适应］鼻衄，吐血，肠风，血淋及妇人子宫出血等。

［用量］一钱五分至四钱。

［备注］发灰名"血余炭"，能止出血，与本品同用尤良。

旱莲草（植）

［性味］甘、酸，寒。

［适应］吐血，衄血，溺血，肠风，痔漏。

［用量］一钱五分至三钱。

---

① 妇人：原作"瘦人"，今据文义改。

［配伍］伴车前草。《医学真传》方。治小便溺时出血。

［备注］含旱莲草素、脂肪油、鞣酸、维生素甲等，为肠收敛药。

茜草（植）

（一名茹藘）

［性味］酸、咸，温。

［适应］吐血，衄血，下血，尿血；妇人月经不调，赤白带下，子宫内膜炎等。

［用量］一钱五分至三钱。

［配伍］

1. 伴乌鲗骨、雀卵，和丸，鲍鱼汤送服。《内经》方。治妇人血枯。

2. 伴艾叶、乌梅。《本事方》。治鼻血不止。

［备注］含茜草酸及紫色精，均为配糖体。茜草酸受稀酸之温热处理，分成茜素及二分子之葡萄糖，兼有强壮和解热之效。

亦用为变质药。

蒲黄（植）

［性味］甘，平。

［适应］吐血，肠出血，痔疮出血，膀胱及尿道炎症；亦用于创伤、湿疹，作为撒布剂。

［用量］一钱五分至三钱。包煎。

［配伍］

1. 伴生地、冬葵子。蒲黄散——《证治准绳》方。治血淋涩痛。

2. 伴五灵脂。失笑散——经验方。治经水不调，瘀结小腹急痛。

[备注] 含脂肪油、黄碱体异性鼠李碱。

本品生用止血，在临床上业已证实。旧谓生行血，炒止血，无瘀勿服，均非。

大蓟（植）

[性味] 甘，温。

[适应] 咳血，尿血，肠出血，妇人血崩；并用于外科痈肿疮疡。

[用量] 一钱五分至三钱。

[配伍] 伴犀角、升麻、桑皮、蒲黄、杏仁、桔梗、甘草。大蓟散——《世医得效方》。治肺疽。

[备注] 含苦味质、挥发油、配糖体、氰基物等。

亦用为消炎药。

"小蓟" 功效相似而力较逊；对外症更少消炎、退肿作用。

诃子（植）

[性味] 苦、酸、涩，温。

[适应] 脾胃虚冷，泄泻，久痢；亦治便血，痔血，慢性淋浊，摄护腺①液漏，妇女子宫出血等。

[用量] 一钱至二钱。

[配伍] 伴附子、肉果、木香、吴萸、龙骨、茯苓、荜茇。诃黎勒丸——《济生方》。治大肠虚寒，泄泻不止。

---

① 摄护腺：前列腺的旧称。

［备注］含鞣酸、没食子酸及树胶质。在胃肠上部不发生任何^①作用，待至肠下部，始现收涩效能。

肉果（植）

［性味］辛，温。

［适应］慢性消化不良，腹痛泻痢，肠鸣充气，肠蠕动减退之鼓肠。

［用量］一钱至二钱。

［配伍］伴茴香、木香、补骨脂。四神丸——《澹寮方》。治肾泄，脾泄。

［备注］含挥发油、肉豆蔻油，其主要成分为松油精、樟脑烯、龙脑、蚁酸；此外，尚含有鞣酸、树脂、色素等。

益智仁（植）

［性味］辛，温。

［适应］胃酸过多，腹痛泄泻；亦治遗精，遗尿，女子带下。

［用量］一钱五分至三钱。

［配伍］伴附子、黄芪、砂仁、丁香、厚朴、白术、陈皮、藿香、人参、肉桂。益智散——《证治准绳》方。治脾胃久虚。

［备注］含挥发性精油，主成分为萜及倍半萜。

亦用为健胃药。

---

① 任何：原作"若何"，今据文义改。

白扁豆（植）

［性味］甘，平。

［适应］肠胃薄弱，慢性腹泻，亦能清暑除烦。

［用量］一钱五分至三钱。

［备注］亦用为滋补药。

本品单用其皮为"扁豆衣"，效同而无壅滞之弊。

赤石脂（矿）

［性味］甘、酸、涩，温。

［适应］慢性肠炎泄泻，久痢便脓血；亦止胃溃疡之呕吐，女子月经过多。

［用量］三钱至五钱。包煎。

［配伍］伴禹余粮。赤石脂禹余粮汤——《伤寒论》方。治下利不止。

［备注］含矽酸铝；不纯品杂有碳酸镁及碳酸钙等。

禹余粮（矿）

［性味］甘、涩，平。

［适应］慢性下痢，肠出血，胃出血及妇女子宫出血等。

［用量］三钱至五钱。

［配伍］伴赤石脂、紫石英、鹿角胶、熟地、川芎、续断、干姜、人参、黄芪、艾叶、侧柏叶、当归。禹余粮丸——《证治准绳》方。治经水不调，肌瘦减食。

［备注］含氧化铁及黏土。

干地黄

见滋补强壮药。

菟丝子

见滋补强壮药。

黄芪皮

见滋补强壮药。

山茱萸

见滋补强壮药。

麻黄根

见发汗药。

石榴皮

见驱虫药。

第十五章　缓和药

药物本身无特殊显著的治病效能，而常伴于其他药内，以协调或矫正其作用之药，称为缓和药。凡欲减退药物的有刺激性者可用之，欲调和药物的有憎恶气味者亦用之。

蜂蜜（动）

［性味］甘、平，微温。

［适应］神经衰弱，干咳，舌燥及热性病人之营养不良；兼具润肠作用。并常用于调制丸剂。

［用量］五钱至一两。亦可冲服。

［配伍］配甘草、铅粉。甘草粉蜜汤——《金匮》方。治蛔扰心痛吐涎，发作有时。

［备注］含糖晶及花粉等质。

亦用为缓下药。

甘草（植）

［性味］甘，平。

［适应］补中虚，解药毒。

［用量］五分至一钱。

［备注］含甘草醑，为皂碱素之一种。

本品习用于诸方。补中宜炙用；清火、解毒宜生用。其梢能止茎中痛。

红枣（植）

［性味］甘，温。

［适应］脾胃虚弱，中和毒性。

［用量］三枚至五枚。

［备注］含黏液质、糖分、蛋白质、脂肪及枣酸等。

前人所用大枣，均属本品。凡枣皆红色，其黑者，系由人工熏制而成。

饴糖（植）

（俗名净糖）

［性味］甘，温。

［适应］肺弱，脾虚，干咳，烦渴。并用于膏剂。

［用量］一两至二两。

［备注］含麦芽糖及碳水化合物。

第十六章　妇科调经药

调经药之使用，以妇女无月经、月经稀少或过多或频发及痛经等为目的。并非限用于月经病，亦可广用于内部肿瘤等，但应诊断其发病之因素，选择其他各类药物配伍之。

乌鲗骨（动）

（一名海螵蛸）

[性味] 咸，温。

[适应] 子宫出血，赤白带下，阴道炎等。

[用量] 一钱五分至三钱。

[备注] 含碳酸钙、磷酸钙、胶质等。

亦可研末用，作撒布剂。

水蛭（动）

（俗名蚂蟥）

[性味] 咸、苦，平。

[适应] 经闭，瘀血内结。

[用量] 五分至八分。

[配伍] 伴虻虫、没药、麝香。《保命集方》。治瘀血结聚，小腹或连胁肋作痛。

［备注］本品之口腔分泌液中含有水蛭素，具有抗血凝力。

虻虫（动）

（俗名牛虻）

［性味］苦，寒。

［适应］经闭，内脏肿瘤。

［用量］五分至八分。

［配伍］伴水蛭、桃仁、大黄。抵当汤——《伤寒论》方。治蓄血发狂及妇人经水不利。

䗪虫（动）

（一名地鳖虫）

［性味］咸，寒。

［适应］经闭，坚积癥瘕；亦常用于伤科之跌打损伤。

［用量］八分至一钱五分。

［配伍］伴大黄、黄芩、桃仁、甘草、杏仁、芍药、干漆、虻虫、水蛭、地黄、蛴螬。大黄䗪虫丸——《金匮》方。治干血。

当归（植）

［性味］甘、辛、苦，温。

［适应］经水阻滞稀少，经期腹痛，孕妇产前后腹痛；一切衰弱证候，发育不良，有促进新生之力。

［用量］一钱五分至三钱。

［配伍］

1.伴川芎、地黄、芍药。四物汤——《局方》。治一切失血体弱，月经不调，胎产诸疾。

2.伴川芎、芍药、白术、黄芩。当归散——《金匮》方。治内热，安胎；亦治产后疾患。

［备注］含挥发油及糖分等。能抑制子宫的收缩，弛缓其肌肉紧张。

对瘀血能排出，血循环得以畅流。兼有滑肠作用，间接使骨盆腔内组织过分的充血消灭①。

亦用为强壮药。

习惯上或以"全"者为和血，用"身"则补血，用"尾"则行血。但亦不可拘执。

川芎（植）

［性味］辛、苦，温。

［适应］月经不调，头痛脑胀，肌肉挛急；亦常用于外科之诸疮肿痛。

［用量］八分至一钱五分。

［配伍］

1.伴当归。佛手散——徐氏方。治经脉不调，心腹满痛。

2.伴菊花、石膏、僵蚕。川芎散——《卫生宝鉴》方。治偏头风。

［备注］含芎䓖酸、芎䓖胶酐、芎䓖酸酯、乙醇酚性物质；此外，并有洋芹子油酸等。用于调经，能使血管扩张，但又能收缩子宫肌。

---

① 灭（滅）：疑当作减（減）。

常用中药手册

红花（植）

［性味］辛、苦、甘，温。

［适应］活血，祛瘀，经闭，痛经；亦常用于伤外科之跌扑疼痛及肿疡等。

［用量］八分至一钱五分。

［配伍］

1. 伴当归尾、赤芍、牛膝、苏木、刘寄奴、肉桂、白芷。红花当归散——张璧方。治积瘀月经不调，或断续不定，时作腹痛。

2. 伴当归尾、皂角刺、大黄、苏木、连翘、穿山甲、乳香、贝母。红花散瘀汤——《医宗金鉴》方。治便毒初起肿痛。

［备注］含红蓝花色素，另含黄色素。

"藏红花"一名"番红花"，与本品不同，亦能刺激子宫，增强其收缩与子宫肌的紧张，效速持久。

益母草（植）

（俗名苦草）

［性味］辛、微苦，寒。

［适应］经阻腹痛，产后恶露不净，癥瘕，崩漏。

［用量］一钱五分至三钱。

［配伍］伴当归、赤芍、木香。益母丸——《医学入门》方。治经水不调，腹有癥瘕。

［备注］含结晶性赝碱甲种及乙种益母草碱；此外，含精油、脂肪油、淀粉等。

本品之子为"茺蔚子"，含甲种益母草碱，同样能祛瘀通经，并能扩张血管，而使血压下降，且有拮抗肾上腺素作用。

桃仁（植）

[性味] 苦、甘、辛，平。

[适应] 月经阻闭，内脏肿瘤郁血之腹痛，新陈代谢不良之肌肤甲错；亦治咳逆上气，内伤胸胁痛。

[用量] 一钱五分至三钱。

[配伍]

1.伴大黄、芒硝、桂枝、甘草。桃仁承气汤——《伤寒论》方。治蓄血，腹胀痛。

2.伴当归、川芎、炮姜、甘草。生化汤——傅青主方。治产后恶露不行，血块腹痛。

[备注] 含苦杏仁苷，蒸馏之，得挥发性苦扁桃油、鞣酸、配糖体等。

亦用为变质药。

香附（植）

[性味] 辛、微苦、甘，平。

[适应] 痛经，月经不调；一切气机不利之胃痛、腹痛、神经痛等。

[用量] 一钱五分至三钱。

[配伍]

1.伴乌药、陈皮、苏叶、干姜。正气天香散——绀珠方。治气滞经闭。

2.伴川芎、苍术、山栀、神曲。越鞠丸——丹溪方。治痰、湿、火、食郁结。

［备注］含莎草烯、莎草醇等。有抑制子宫收缩及弛缓其紧张的作用。

艾叶（植）

［性味］苦、辛，温。

［适应］月经不调，子宫冷感，怀孕漏血，胎动不安等。

［用量］八分至一钱五分。

［配伍］伴驴皮胶。胶艾汤——《妇人良方》。治胎动漏血，腹痛。

［备注］含挥发油，其成分为桉叶醇油及艾酮。

泽兰（植）

［性味］甘、辛，温。

［适应］破宿血，消癥瘕；亦具利水作用。

［用量］一钱五分至三钱。

［配伍］

1.伴生地、当归、芍药、生姜、甘草、大枣。泽兰汤——温隐居方。治产后恶露，腹痛无定。

2.伴防己。《备急方》。治产后水肿。

［备注］含挥发油及鞣酸。

苎麻根（植）

[性味] 甘，寒。

[适应] 子宫出血，赤白带下；妊娠胎动腹痛。亦治尿血，尿道炎等。

[用量] 一钱五分至四钱。

[配伍] 伴生地、当归、芍药、阿胶、甘草。苎根汤——《小品方》。治胎动，腰腹痛，下血。

贯众（植）

[性味] 苦，微寒。

[适应] 崩漏，子宫出血，产后腹痛；并治肠寄生虫疾患。

[用量] 一钱五分至三钱。

[备注] 本品有显著的子宫收缩作用，可代麦角制剂。中含绵马酸，能杀死肠内绦虫。

亦用为驱虫药。

蓬莪术（植）

[性味] 辛、苦，温。

[适应] 经闭，积聚，癥癖。

[用量] 八分至一钱五分。

[配伍] 伴川芎、当归、熟地、芍药、白芷、茴香。莪术散——《证治准绳》方。治月经不调，血闭身疼。

[备注] 含除蛔蒿油素及淀粉。能健胃止痛。

京三棱（植）

[性味] 苦、甘。

[适应] 经闭，痛经，内脏肿瘤疼痛。

[用量] 八分至一钱五分。

[配伍] 伴莪术、橘皮、半夏、麦芽。三棱煎——《选奇方》。治血瘕，血癥，食积。

驴皮胶

见滋补强壮药。

干地黄

见滋补强壮药。

丹参

见变质药。

白芍

见镇静药。

芦荟

见泻下药。

附　录

生药成分简释

药物的来源有动、植、矿三类，中药的应用以植物最广，所以药物书籍简称"本草"。植物性生药，含有水、无机盐、糖、淀粉、纤维质、油脂、蛋白质、酵素、色素、叶绿素、蜡质等普通成分外，还有几种特殊成分如下。

1. 赝碱——即生物碱。为含氮的碱性有机物质，大多数是无色或白色的结晶性粉末，少数是液体。味苦，难溶于水，比较易溶于醚、氯仿、醇等有机溶剂。但与酸化合成盐后，即易溶于水而难溶于有机溶剂。一般具有相当强烈的生理作用，如镇痛、镇痉、镇静、镇咳、中枢兴奋、收缩血管、兴奋心肌、散瞳、缩瞳、抗原虫等。

2. 配糖体——即糖杂体，亦称苷。为葡萄糖或其他糖类结合而成的有机物质。多数是无色无臭的结晶或粉末，味苦或无味，能溶于水与稀醇，亦有能溶于其他有机溶剂者。遇湿气及酵素或酸、碱时，易于引起分解，生成糖与其结合物。在临床用途，为强心、利尿、止咳、祛痰等。

3. 碱皂体——配糖体的一种，其水溶液经振荡后即起泡沫，有如肥皂液，故又称皂素或肥皂素。能乳化油脂，遇酸类亦能引起水解，分解出糖及其结合物。主要作用为祛痰，兼有溶血的副作用。

4. 泻素——能刺激结肠而致泻下，常含存于大黄内，故亦称大黄苷。此外，芦荟、番泻叶等，亦多含此成分，有致泻作用。

5. 挥发油——即精油，凡芳香性的生药内大多含此成分，可通入水蒸气蒸馏而得。纯粹时为无色油状液，具有特殊香味，略溶于水，易溶于醇、醚等。主要用途为调味、肠内驱风、清凉、防腐。由挥发油中析出的固体物质，称为芳脑，如樟脑、薄荷脑皆是。

6. 树脂——为植物的分泌液，多由挥发油氧化以后生成。最初呈液状，干燥或蒸发后，成为非晶形固体。不溶于水，能溶于醇及醚。树脂天然溶于挥发油中，称为油树脂，油树脂内含有芳香酸者，称为香胶，有祛痰、防腐作用。

7. 树胶——树干渗出之固胶体，属于碳水化合物。能溶于水，不溶于有机溶剂。其存在于水果中者，称为果胶。两者都有滑润和包摄作用。

8. 鞣质——亦称鞣酸，或音译为单宁。生药中含此成分最多者为五倍子、茶、大黄、石榴皮等。具收敛性，味涩，遇蛋白质、胶质、生物碱等易起沉淀。用酸水解时，常可分出糖与五倍子酸，因此大部分的鞣质都可看作配糖体。临床上用于止血和解毒。

9. 有机酸——广泛存在于植物中，未熟的果实内尤多。往往同钙、钾等结合成盐。

一般药物对于生理上的作用

中药使用的对象，侧重整体而略于病灶，故所论药效，亦以适应体质与病因为目的。兹将药物对于生理系统所起的作用略为叙述，以供参考，使应用于治疗时，愈见灵活。

1.作用于中枢神经系的——可分抑制和兴奋两种，产生麻醉、镇痛、镇静、兴奋、催眠、退热等作用。

用全身麻醉以暂时消除病人的意识、感觉、运动和反射来解除其痛苦，多在手术过程中用之。若就内服镇痛药言，同属中枢神经抑制药，使中枢神经系机能发生变化而失却感受疼痛的能力，主要作用在减轻痛觉，但中医在习惯上现在是很少把麻醉药用于内服的。

镇静药是使中枢神经系的知觉和运动的兴奋性趋于沉静，因此对于急惊、癫痫等疾患都可应用。例如，川芎精油能使大脑麻痹而止头痛晕眩，用大量时又因加重大脑的麻痹而使血管运动中枢、呼吸中枢等麻痹，引起血压低降、体温下降、一般运动麻痹。其他如钩藤、枣仁、天麻、朱砂等，均经认定其有镇静作用，兼能安神催眠。

作用于大脑使呈兴奋现象，为应用于中枢神经系的机能低下而陷于衰弱或发生休克时所用的药物。显见者，如茶叶能兴奋中枢神经，故妨碍睡眠，反使五官印象的理解容易，更使血管神经中枢、迷走神经中枢、呼吸中枢等兴奋，有增加横纹肌的收缩力及作业能力，思想愈加灵敏。

正常体温，由温热中枢调节，解热药是使异常兴奋的温热中枢归于镇静。对高热或持续长热，加以体内分解增进而体力消耗，可用解热药以达镇静的效果。又因中枢的兴奋而致精神过敏，发生失眠或一般神经症状时，则有抑制兴奋的必要。如薄荷能增强体温放散，青蒿、白薇等能限制体温产生，是其一例。

2.作用于末梢神经的——目的在麻痹知觉神经与运动神经的末梢，使成局部麻醉，亦即局部麻醉药。比全身麻醉处理简单，危险减少，且不侵及中枢，常于施行局部小手术时用之。乌头、草乌均含乌头素，可使知觉麻痹，肌肉神经亦受到同样侵犯，故能外用止痛。

3. 作用于植物性神经系的——每于交感神经与副交感神经失却拮抗时用之，以恢复其平常相互保持一定的平衡局面。如兴奋① 交感神经即为胃肠道运动减弱，兴奋副交感神经则为胃肠道运动亢进。又如兴奋交感神经则为心跳加速，兴奋② 副交感神经即为心跳缓慢。麻黄能兴奋交感神经使内脏血管收缩，心脏跳动加快，血液被迫而转输于外，致分布在皮下的血管放大，同时汗腺的分泌增多，故能发汗退热。相反地，烟草对全植物性神经系统的中枢部，能使其一时兴奋后立即麻痹，故能止汗。

4. 作用于呼吸系统的——对呼吸低弱而应用的为呼吸中枢兴奋药，对呼吸困难而应用的为呼吸中枢镇静药。合而言之，为调节呼吸运动强、弱、迟、速的药物。一般使用目的，不外镇咳祛痰。

咳嗽是一种由于刺激而来的反射运动，一由气管中分泌异物的存在，为达排除目的而咳嗽的；一由气道自身的变化，如溃疡、炎症及出血而咳嗽，或其他邻接脏器疾患所引起的反射性咳嗽。在前者是必要的运动，非但不可贸然用镇咳药以抑制其咯痰，且当与以祛痰药稀释浓稠的分泌物，助其容易咯吐。后者不治，有使病势加重的倾向，故当立即制止。川贝母具缓和呼吸功能，百部能减退呼吸中枢的兴奋，均可镇咳。

祛痰药与镇咳药有所不同，可分二类：一为溶解性，凡气道分泌极其黏稠难出者用之；一为刺激性，凡分泌物比较多量而不易咯

---

① 兴奋：原作"抑制"，今据文义改。
② 同①。

出者用之。如杏仁、桔梗、沙参、紫菀皆是。此外，尚有因分泌太多加以抑制，且预为防腐用者，谓之分泌抑制药，如半夏、橘红、生熟苡仁、蛤壳等是。

5.作用于循环系统的——都用于急慢性循环机能不全，心脏搏动障碍等，即强心药是。心脏机能的健全，全靠收缩与扩张的调整。新药中最普通的如毛地黄，对心脏作用感应非常灵敏，就因具有刺激扩张与收缩两重性质。中药万年青、蟾酥等，亦相类似。

6.作用于消化系统的——可分五类：

（1）健胃药：苦味者能使胃腺的机能及胃的运动亢进，不呈局部刺激作用，如黄连、枳壳、龙胆是。辛香性者能刺激胃肠黏膜，引起充血性而亢进其机能与分泌，使吸收亦变为迅速，如荜茇、生姜是。芳香性者大都含有挥发油，能刺激黏膜，促进消化液的分泌，亦使嗅觉发生兴奋而增强食欲，如白术、肉桂、佛手是。

（2）泻下药：用于促进排便。作用缓和者为缓下药；用少量而呈强烈作用者为峻下药。其主要皆使肠的蠕动亢进，或限制再吸收，或增加肠的分泌，将肠内容物化成液状，使容积增大，间接亢进其蠕动。就药性言，分为盐类泻剂（如玄明粉）、植物性类（如麻仁、大黄、芦荟，峻泻剂如巴豆、甘遂、大戟）等。

（3）制泻药：用以抑制泄泻。但泄泻原因不一，有可以抑制的，也有不可抑制的。如摄取多量不消化的物质，或因肠内发生细菌产物的刺激，因而蠕动亢进引起了泄泻，不但不可止，反应使用下剂以排除诱起泄泻的肠内容物或毒素。若肠结核、慢性肠炎或慢性下痢，则易于滋变，必须制止。前者如六神曲、山楂、银花炭、槟榔等，后者如山药、仙鹤草、扁豆、赤石脂等的补涩剂是。

（4）制吐药：各随呕吐性质分别使用，如对晕船、晕车、妊娠呕吐等，当使呕吐中枢镇静，对胃卡他、肠绞窄等，因其原因在腹部脏器，反射地引起神经末梢异常兴奋所致之呕吐，当查明其原发脏器的病变以缓解之。如竹茹、芦根、半夏、吴萸等，均能随症奏效。

（5）催吐药：用于食物中挟有异物，或胃中有不消化物停滞，或服毒后存留胃中，自当以倾吐为原则。瓜蒂能刺激胃的知觉神经，反射地使胃的中枢兴奋，故可催吐。但此类药今已少用。

7.作用于肾脏机能的——利尿药。所以能收利尿作用的原因，由于能使肾脏血液循环旺盛，或抑制细尿管的再呼吸，又或亢进肾脏分泌细胞的机能。泽泻、木贼草、车前、木通，均具一种刺激性的利尿作用。与此相对的为抗利尿药，用途极少，如覆盆子是。

8.作用于生殖器官的——在男子为激性药，亦称强精药，亦即用以治性神经衰弱的药物。性神经衰弱，往往发生于多种疾病过程中，如膀胱卡他、糖尿病、慢性淋病，或精神障碍及自渎、房事过度等。淫羊藿、锁阳、鹿茸、杞子、胡芦巴，均能亢进性机能及精液分泌。但如在性欲兴奋程度异于寻常时，亦属病态，倘听其自然，足以妨碍健康，因此又有制淫药。珠粉久服能令阳痿，黄柏、知母可平相火，即是抑制性欲亢进的作用。

在女子方面的有调经药及子宫收敛药。月经不调的因素，或由突然冷热刺激，或由营养不良及精神异常激动，皆可致血液循环失却调整。当归能改善血循环，又有镇静大脑作用。川芎能使末梢血管扩张，解除子宫痉挛。益母草能增加子宫运动的频度，故皆为调经要药。若子宫出血过多，其他有出血性的分娩后子宫无力、复旧不全等，则宜收缩子宫末梢血管，使达止血之效，或增加凝血作用为目的。

9.作用于血液及造血脏器的——厥为补血与止血。补血药用于贫血、失血后，赤血球及血色素减量时。熟地、首乌含有铁质，均能发挥作用，乃其一例。

止血有外出血与内出血之分。外出血直接使用血液凝固的药物，使局部血管收缩，如马勃之罨[1]创伤，陈墨之塞鼻止衄。又内出血即肺脏、肾脏或胃肠等出血，在一般理论上，以为收缩血管，即可使出血停止，不过结果反致不良。只有子宫出血用之最当。地榆、苎麻根、棕榈炭等均适用之，驴皮胶具促进凝血作用，亦有显著成绩。寻常以使用增进一般血液凝固性的药物为宜，如白及、仙鹤草是其最著者。

10.作用于新陈代谢的——有变质药。变质的意义，是影响于细胞的新陈代谢机能，变更体液之集成，以达治愈之目的。在投变质药以后，各细胞虽同受其影响，然其结果，惟衰弱或病的细胞先受影响，所以然者，由于抵抗力的不同。因病的细胞破坏，而唤起健全的细胞新生，恰似中医所称的祛瘀生新、祛湿等，凡驱梅之土茯苓，治淋之萆薢，疗伤之乳香，习用于痈肿疔毒之炙甲片、连翘、地丁草，皆具有此项能力。

其次为滋补药，供病人或健康者补助之用，故亦称补偿药。大抵皆属含有丰富的蛋白质、碳水化合物、脂肪类、维生素、甘味质[2]等。营养价值比较伟大的药物，如地黄、山药、党参等，不胜枚举。惟具此滋补条件的，实以食物为最多，故食物与药物的界限，极难区别，在事实上既以滋补为目的，只有营养价值大小之分，而不应有食物、药物之别。俗谚云：药补不如食补，确具深长意味。

11.作用于病原体的——有对于因某一种微生物而起的疾病，为

---

① 罨：原作"掩"，今据文义改。

② 甘味质：即糖。

扑灭其病原体所用的药物，叫特殊消毒药。其作用要仅对细菌有猛烈扑灭的效能，而对组织细胞比较利多害少或完全无害为标准。据近代研究，凡动物体内的分泌，共分两种：一属于积极的，乃对于身体组织上所需要的物质，或含有化学性的刺激素，由血中输送。另一种为消极的分泌，乃在体内新代陈代谢时，不论内部或表面，如有毒的产物，则循环系统必摄取一种解毒的物质来破坏它，此即所谓免疫作用，亦称解毒体。由此推测，蛇的蜕皮，当为体内抵抗某种毒素的结果，故有消毒作用。其他如蝉蜕、僵蚕，当亦属于此类。

对肠管内寄生虫所用的药物，为驱虫药。寄生虫种类甚多，除蛲虫寄生于大肠下部外，其余多寄生于小肠中。故用驱虫药之先，为使药物浓厚发挥毒虫作用起见，均须预服泻剂以清肠（因驱虫药每不兼具泻下作用），并在服药后一二小时，再施轻泻，使将脱离体内的寄生虫与有毒药剂一并迅速排出体外。中药之使君子、槟榔、雷丸、鹤虱等均能驱虫，但以驱除蛔虫及绦虫为多。惟苦参子则能治疟疾及阿米巴痢。

对尿道有细菌性疾患时所用的药物，谓之尿[①]消毒药。此项药物经过尿道，反复洗涤，具有防腐性，减少刺激性物质与黏膜的刺激，同时亦减除细菌的繁殖，而逐渐痊愈。在新医往往与局部疗法并用，而中药有单恃内服收效者，如海金沙、石韦、瞿麦等是。

12. 作用于皮肤及黏膜的——多为外用药。若消毒药之使用于疥癣及湿疹，收敛药之使用于黏膜创伤及溃疡收口，刺激药之使用于发泡及引起炎症，覆被药之使用于火伤及上皮剥脱。在中药除用斑蝥发泡外，极少以单味药品使用。

---

① 尿：疑后脱一"道"字。

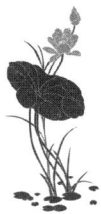

中医入门·药物之部

秦伯未 著

第一节　采集和炮制

一、采集

中药品种，据李时珍《本草纲目》记载有一千八百九十二种；后来，赵学敏《本草纲目拾遗》又增加了七百十六种之多；以后，各地陆续有民间应用药草出现，一般估计当在三千种左右。这些中药包括动物、植物、矿物三部，而以植物占大多数。因此，中医药物书籍称做"本草"。

药物的产地和采集时期，对于疗效有着密切关系。故李东垣曾说："凡诸草木昆虫，产之有地；根叶花实，采之有时。失其地则性味少异，失其时则气味不全。"举例来说，如贝母产于四川的和浙江的效用不同；羌活和独活，草红花和藏红花，也不相同。因而，中药有很多名字是根据产地而起的，如党参因产上党得名，川芎因产四川得名。在一般处方上，还特地写明产地，如川贝母、浙贝母，以及川桂枝、川黄柏、广木香、秦当归、杭菊花、云茯苓、建泽泻等。目前有些已不需要，有些还是应当写明。

由于植物的生长成熟各有一定时期，入药部分又有根、茎、花、叶之分，所以药物气味的保全和消失，全靠采集季节的是否适当，及时采集不仅提高功效，还能保证丰收。兹简介如下：

1. 根：药物用根部，取其上升之气，如升麻、葛根等，应在尚未萌芽或已枯萎时采取，精华蕴蓄于下，药力较胜。

2. 茎：能升能降，取其调气，如苏梗、藿梗等，应在生长最盛时采取。

3. 叶：取其宣散，如桑叶、菏叶等，亦以生长茂盛时采取为良。但不宜于下雨后采摘，防止霉烂变质。

4. 枝：取其横行走四肢，如桑枝等，采集方法同茎、叶。

5. 花：取其芳香宣散，如菊花、辛夷花等，应在含苞待放或初放时采取，其气最浓。

6. 实：取其下降之气，如枳实、青皮等，应于初熟或未老熟时采取。

7. 子：取其降下之气，如苏子、车前子等，应在老熟后采取。

8. 仁：取其润下，如杏仁、柏子仁等，宜老熟后采取。

9. 节：取其利关节，如松节等，以坚实为佳。

10. 芽：取其发泄，如谷芽、麦芽等，可随时用人工发芽。

11. 刺：取其攻破，如皂角刺等。

12. 皮：以皮行皮，取其达皮肤之意，如生姜皮、茯苓皮等。

13. 心：取其行内脏之意，如竹叶心、莲子心等。

14. 络：取其能入经络之意，如橘络、丝瓜络等，应在成熟后采取。

15. 藤：取其能走经络、四肢，如络石藤、海风藤等，应在茂盛时采取。

以上指一般而言，在具体应用上又有分别。如葛根根实，升津而不升气；升麻根空，升气而不升津；牛膝其根坚实而形不空，味苦而气不发，则无升发之力。故具体确定药物的作用，应从形、色、气、味全面考虑，不能仅从某一点来下结论。即如采集时期，也因节气有迟早、气候有变化，对药物的生长成熟都有影响，故必须根据实际情况而定。

二、炮制

生药中有些具有毒性，或性质猛烈，不能直接服用；有些气味恶劣，不利于服用；有些必须除去不适用部分，也有些生和熟的作用有差别。因此，中药里有很多是经过加工的。对药物加工的意义，不外消除或减低药物的毒性，以及适当地改善药物性能。前者如半夏，用生的，会刺激咽喉，使人音哑或中毒，须用姜汁制过。后者如地黄，用生的，性寒能凉血；蒸制成为熟地，其性就变为温而补血；或将生地炒炭则止血，熟地炒松则可减少黏腻的流弊。中药加工，称做炮制，也叫修治。

1. 煅：将药物直接放在火里烧红，或放于耐火的器皿内将其烧透。这种方法，大多用于矿物类和贝类药物，如龙骨、牡蛎等。

2. 炮：将药物放于高温的铁锅内急炒，以四面焦黄爆裂为度，如炮姜等。

3. 煨：将药物裹上湿纸或面糊，埋于适当的火灰内，或放在弱火内烘烤，以纸或面糊的表面焦黑为度，如煨姜、煨木香等。

4. 炒：将药物放在锅内拌炒，或炒黄，或炒焦，或炒成为炭，如炒白术、炒谷芽、焦山栀、焦楂炭等。

5. 炙：在药物拌炒时，和入蜂蜜、酥油等，以炒黄为度，如炙黄芪、炙甘草等。

6. 焙：将药物用微火使其干燥，如制水蛭、虻虫等。

7. 烘：即将药物用微火焙干，但火力较焙更弱，如制菊花、金银花等。

8. 洗：将药物用水洗去泥土杂质。

9. 漂：将药物浸在水内，除去咸味或腥味，时间较洗为长，并须经常换水，如制苁蓉、昆布等。

10. 泡：将药物放在清水或沸水内，以便捻去外皮，如制杏仁、桃仁等。

11. 渍：将药物用水渐渐渗透，使其柔软，以便切片。

12. 飞：将药物粉末和水同研，使其更加细净，如制滑石、朱砂等。

13. 蒸：将药物放在桶内隔水蒸熟，如制大黄、首乌等。

14. 煮：将药物放在水内或其他液汁内煎煮，如制芫花等。

15. 淬：将药物放在火内烧红，取出投入水或醋内，如制磁石、自然铜等。

概括地说，炮制不离水火，上述各种方法中，一至七是火制法，八至十二是水制法，十三至十五是水火合制法。

炮制时，有用酒、醋、盐水等配合者，这是根据治疗的需要。如酒制取其升提，姜汁制取其发散，盐水制取其入肾而软坚，醋制取其走肝而收敛，童便制取其清火下降，米泔制取其润燥和中，乳汁制取其润枯生血，蜂蜜制取其甘缓补脾。还有用土炒取其走中焦，麸炒取其健肠胃，用黑豆、甘草汤浸泡取其解毒，用羊酥、猪油涂烧取其易于渗骨。这些都是前人的经验，现在仍旧沿用。

中药铺里对有些应当炮制的药物，大多预先加工，即使处方上不写明，配方时也是制过的。但是各地情况稍有出入，而且有很多药是生熟两用的，炮制的方法也有不同，故在处方时以写明为是。比如生苡仁、炒苡仁，鲜首乌、干首乌、制首乌及姜半夏、法半夏，水炙远志、蜜炙远志等。

第二节 药 性

一、气味

研究药物当以功效为主，然而，更重要的一面，是必须研究其药理作用。中医对于药理的研究，采用阴阳、五行学说来区别药物的性能，分为气和味两大类。疾病的产生，不论外因或内因引起，均使体内脏气偏盛偏衰，因药物的气味也各有偏胜，故可借药物的偏胜之气来纠正病体的偏盛偏衰。比如，热病用寒性药来治，寒病用热性药来治；体虚用补药，病实用泻药。都是利用药物的偏胜来调整病体的偏盛偏衰，也就是以偏救偏，使归于平，此即《内经》所说"寒者热之，热者寒之，调其气使其平也"的意思。

1.气：药性的气分为四种，即寒、热、温、凉。四种之外，还有平气。所谓平气，实际上仍然偏温或偏凉，不过性质比较和平，不太显著而已，故一般称为四气。

寒、热、温、凉四种不同的药性，可以分作两面来看。热性和寒性是两个极端，温次于热，凉次于寒，故细致地说，有寒性药、凉性药和热性药、温性药，也可简单地说成寒凉药和温热药。把药物分为四气，是就药物作用于人体所引起的各种反应中归纳出来的，也是药物性能的概括。例如，石膏、知母等能治疗热病，便知其有寒凉性质；附子、肉桂等能治疗寒病，便知其有温热性质。也就是寒性和凉性药，具有清热、泻火作用；热性药和温性药具有祛寒、回阳作用。

使用药物必须先明四气。所说的寒凉和温热，如果用阴阳来归纳，寒凉药便是阴药，温热药便是阳药。我们知道阴阳是辨证的纲领，阳胜则阴病，阴胜则阳病；阳胜则热，阴胜则寒；阴虚则生内热，阳虚则生外寒。这一系列的证候，治疗的大法就是阴病以阳药治之，阳病以阴药治之；疗热以寒药，疗寒以热药；阴虚滋其阴，阳虚扶其阳。倘然只顾功效，忽视四气，治热以热，不啻火上添油；治寒以寒，无异雪上加霜。前人曾说："桂枝下咽，阳胜则毙；承气入胃，阴盛必亡。"这不是桂枝汤、承气汤的过失，而是不明两方的药性所造成的不良后果。

2.味：味分五味，就是酸、苦、甘、辛、咸。前人通过亲自尝试的办法辨认药味，在长期实践中，逐渐认识到药物具有各种味道，因而具有各种不同的性质。《内经》所说的辛散、酸收、甘缓、苦坚、咸软，便是把五味的作用进行了归纳。在这基础上，前人又补充为：辛味能散、能行，酸味能收、能涩，甘味能补、能和，苦味能燥、能泻，咸味能软、能下。具体地说，凡是辛味药，如紫苏、麻黄等均能发散表邪，香附、豆蔻等均能行气宽胸；酸味药物，如石榴皮、五倍子等均能收敛固肠，山萸肉、五味子等均能止脱涩精；甘味药，如黄芪、熟地等均能补益气阴，甘草、红枣等均能补虚缓中；苦味药，如黄连、黄柏等均能泻火燥湿，大黄、芦荟等均能泻热通便；咸味药，如海藻、昆布等均能消痰软坚，玄明粉等均能润肠泻下。此外，另有淡味药，如茯苓、通草等有渗湿利尿作用，合而为六，但由于淡非显著味道，一般仍称五味。

五味与五行的配合是：酸属木、苦属火、甘属土、辛属金、咸属水。因而五味与五脏的关系是：酸入肝，苦入心，甘入脾，辛入肺，咸入肾。然而，五味和上面所说的四气一样，共性皆偏，它能调整脏气的不平，也能伤害脏气而造成疾病。例如，辛走气，气病不能多用辛味；咸走血，血病不能多用咸味；苦走骨，骨病不能多用苦味；甘走肉，肉病不能多用甘味；酸走筋，筋病不能多用酸味。又如：多用咸味，血脉凝涩变色；多用苦味，皮毛枯槁；多用辛味，筋急爪枯；多用酸味，肌肉胝膇；多用甘味，骨痛发落。这是五味对于五脏生理的影响，不但药治如此，即饮食调养，亦依此为准则。

五味与四气一样，亦可归纳为阴阳两大类，即辛、甘、淡属于阳，酸、苦、咸属于阴。更重要的是，药物的性能系气和味的综合，每一种药物都有气和味，有的气同而味异，有的气异而味同。如同一温性，有生姜的辛温，厚朴的苦温，黄芪的甘温，木瓜的酸温，蛤蚧的咸温。又如，同一辛味，有石膏的辛寒，薄荷的辛凉，附子的辛热，半夏的辛温。也有一气而兼数味，如麻黄的辛苦温，桂枝的辛甘温，升麻的甘辛微苦微寒等。这种错综复杂的气味，正所以说明药性是多种多样的。

药物中有很多气味相同，而效用截然不同，原因是气味有厚薄，气厚者浮，味厚者沉；味薄者升，气薄者降。升、降、浮、沉是药物作用的趋向，趋向不一致，效能便生差别。升是上升、降是下降、浮是发散、沉是泄利的意思。升浮药多上升而走表，有升阳发汗、上清头目等作用；沉降药多下行而走里，有潜阳降逆、通利二便作用。不难理解，疾病的发生有在表、在里、在上、在下之分别，病势也有上逆和下陷之不同，故欲求药物使用得恰切，除了讲求气味之外，还要明白升降浮沉，并要懂得升降浮沉可以通过炮制来转化。例如，酒炒则升，姜汁炒则散，醋炒则收，盐水炒则降，故李时珍说："升者引之以咸寒，则沉而直达下焦；沉者引之以酒，则浮而上至巅顶。"

研究药物的气味和升降浮沉，总的说来，是为了了解药物的性能。我们认为，研究中药必须重视这一点，倘然只注意功效而忽视性能，还是不能真正地掌握药物的功效。例如，半夏、川贝、海藻同样能祛痰，但半夏辛温能化湿痰，川贝甘苦微寒能化热痰，海藻苦咸寒能消痰核；又如，黄芪、山药、沙参同样是补药，黄芪甘温用补气虚，山药甘平用补脾虚，沙参甘微苦微寒用补肺阴不足。这些药物功效相似，但效果不同，主要因为性能有异的缘故。如不从这方面考虑，很可能遇到痰证便杂投祛痰药；遇到虚证便杂投补虚药，这是显然不合乎治病求本的用药法则的。

在这里补充说明一个问题，方剂的组成同样重视气味。《温病条辨》一书对所用的方剂大多指明气味。例如，银翘散是辛凉平剂，桑菊饮是辛凉轻剂，白虎汤是辛凉重剂；还指出清络饮是辛凉芳香法，清营汤是咸寒苦甘法，新加香薷饮是辛温辛凉复法，清暑益气汤是辛甘化阳和酸甘化阴复法等等。学习方剂必须注意及此，不仅可以明确治疗的方针，还能理解药物组成方剂后的效用变化。

二、效能

北齐徐之才曾把药物的效能分为十种，他说："药有宣、通、补、泄、轻、重、滑、涩、燥、湿十种，是药之大体。"内容是：宣可去壅，生姜、橘皮之属，即理气和胃药；通可去滞，通草、防己之属，即利尿药；补可去弱，人参、羊肉之属，即强壮营养药；泄可去闭，葶苈、大黄之属，即泻水、通大便药；轻可去实，麻黄、葛根之属，即解肌发汗药；重可去怯，磁石、铁粉之属，即安神镇静药；滑可去着，冬葵子、榆白皮之属，即利尿润肠药；涩可去脱，牡蛎、龙骨之属，即收敛固涩药；燥可去湿，桑皮、赤小豆之属，即理湿化痰药；湿可去燥，白石英、紫石英之属，则滋润药。宋朝寇宗奭补充两种：寒可去热，即清凉药；热可去寒，即温热药。清朝贾九如又提出：雄可表散，锐可下行，和可安中，缓可制急，平可主养，静可制动等。各有见地，可供参考。

现在一般分法比较明朗，大致如下：

1. 解表药：具有发散作用，包括疏解风寒、风热、风湿、暑气等外邪犯表。辛温解表，如麻黄、桂枝、紫苏、羌活、独活、荆芥、防风、细辛、香薷、白芷、秦艽；辛凉解表，如葛根、柴胡、薄荷、豆豉、豆卷、桑叶、菊花、浮萍、升麻；驱风湿，如威灵仙、白芷、络石藤、五加皮、海风藤等。

2. 泻下药：具有通大便作用（包括泻水）。寒下，如大黄、玄明粉；热下，如巴豆；润下，如麻仁、瓜蒌仁、郁李仁；泻水，如大戟、芫花、甘遂、牵牛子、商陆、葶苈等。

3. 理湿药：具有除湿渗利作用。芳香化湿，如藿香、佩兰、佛手、苍术、厚朴、草果；淡渗，如茯苓、通草、苡仁；利尿，如车前、泽泻、木通、防己、瞿麦、猪苓、草薢、萹蓄等。

4. 祛寒药：具有温中作用（包括回阳）。温中散寒，如吴萸、丁香、干姜、茴香、乌头；扶阳壮火，如附子、肉桂、益智仁、肉果、巴戟天等。

5.清热药：具有清解内热作用（包括解毒）。苦寒清热，如黄连、黄芩、黄柏、知母、山栀、龙胆草、连翘、青蒿、夏枯草、丹皮、银花；甘寒清热，如鲜生地、石膏、竹叶、竹茹、天花粉、地骨皮、芦根、茅根；清热解毒，如玄参、犀角、青黛、大青叶、马勃、射干、山豆根、地丁草、板蓝根等。

6.涌吐药：具有催吐作用。如瓜蒂、藜芦、胆矾等。

7.消化药：具有消食健胃作用。如神曲、山楂、麦芽、砂仁、蔻仁、莱菔子、鸡内金等。

8.止咳药：具有肃肺作用（包括化痰平喘）。清肺止咳，如前胡、牛蒡、杏仁、贝母、桔梗、桑白皮、枇杷叶、马兜铃、百合、百部、胖大海；温肺止咳，如白前、旋覆花、紫菀、款冬花；消痰平喘，如胆星、半夏、白芥子、苏子、天竺黄、海浮石、鹅管石、竹沥、海藻、昆布、海蜇等。

9.理气药：具有舒畅气机作用。行气，如陈皮、乌药、木香、香附、郁金、金铃子、香橼；破气，如枳实、青皮、沉香、厚朴等。

10.理血药：具有和血作用，包括破瘀、止血。活血，如当归、川芎、红花、鸡血藤、五灵脂、延胡、乳香、没药；破瘀，如桃仁、败酱草、益母草、姜黄、刘寄奴、地鳖虫、水蛭、虻虫；止血，如仙鹤草、参三七、蒲黄、白及、槐花、地榆、侧柏叶、茜草、血余炭、大小蓟、棕榈、藕节等。

11.滋补药：具有营养强壮作用（包括补气、补血、温补、清补）。补气，如人参、党参、黄芪、白术、山药、甘草；补血，如熟地、首乌、驴皮胶、龙眼肉、当归身、白芍；温补，如鹿茸、苁蓉、菟丝子、蛤蚧、五味子、补骨脂、狗脊、杜仲、续断、海狗肾、鹿角胶、虎骨胶；清补，如沙参、麦冬、石斛、女贞子、龟板、鳖甲、枸杞子、女贞子、天冬等。

12. 开窍药：具有醒脑辟秽作用。如麝香、牛黄、蟾酥、冰片、苏合香、安息香、菖蒲等。

13. 镇静药：具有重镇作用，包括息风、安神。重镇，如磁石、代赭石；息风潜阳，如天麻、钩藤、石决明、牡蛎、羚羊角、玳瑁、蜈蚣、全蝎；安神，如远志、枣仁、柏子仁、龙齿、朱砂、茯神、珠粉等。

14. 固涩药：具有收敛作用（包括止汗、固精、制泻）。止汗，如麻黄根、浮小麦、糯稻根、五味子；固精，如金樱子、芡实、莲须、莲肉、龙骨；制泻，如御米壳、赤石脂、石榴皮、诃子等。

15. 驱虫药：具有杀虫作用。如使君子、芜荑、雷丸、鹤虱、榧子、槟榔、雄黄、苦楝根等。

从上面可以看到中药的丰富，并在治疗上具有多种多样的功能。我们体会到，药物作用于人体，主要是两个方面：一为恢复和加强体力，一为驱除病邪。简单地说，就是扶正和祛邪，也即《内经》所说"虚则补之，实则泻之"的原则。现在为了便于学习和临证应用，将最繁用的药物结合常见证候，再作如下分述，有应生用或炮制用的亦加注明。

1. 扶正类

（1）属于肺者：分肺气虚、肺阴虚。

补肺气——生晒人参、生黄芪、冬虫草、山药。

补肺阴——北沙参、麦冬、川百合。

（2）属于心者：分心血虚、神不安。

补心血——细生地、麦冬、酸枣仁、柏子仁、龙眼肉、红枣、五味子、浮小麦。

安神——龙齿、云茯神（用朱砂拌者为朱茯神）、珍珠粉。

（3）属于肝者：分肝血虚、肝阳上升。

补肝血——当归身、白芍、制首乌、驴皮胶、潼沙苑。

潜阳息风——左牡蛎、生石决、钩藤、天麻、杭菊花、羚羊尖、炙全蝎。

（4）属于脾者：分中气虚、中气下陷。

补中气——党参、白术、山药、炙甘草、扁豆、饴糖。

升提中气——炙升麻、软柴胡、煨葛根。

（5）属于肾者：分阴虚、阳虚、精关不固、筋骨无力。

补阴——熟地、山萸肉、天冬、菟丝饼、桑椹子、熟女贞、炙鳖甲、龟板、制黄精、紫河车、核桃肉。

补阳——枸杞子、鹿茸、海狗肾、益智仁、鹿角胶、肉桂、熟附片、巴戟肉、锁阳、胡芦巴。

固精——金樱子、煅龙骨、煅牡蛎、莲须、芡实、桑螵蛸。

壮筋骨——炒杜仲、续断、炙虎骨、怀牛膝、炙狗脊、补骨脂、木瓜。

（6）属于肠胃者：分津液虚、消化弱、滑肠、便闭。

养津液——金石斛（用鲜者为鲜石斛）、天花粉、玉竹。

助消化——鸡内金、春砂仁、白蔻仁、炒谷芽。

涩大肠——诃子、御米壳、赤石脂、煨肉果。

通大便——生大黄（亦可用炒大黄）、玄明粉、芦荟、枳实。

润肠——麻仁、瓜蒌仁、郁李仁、淡苁蓉、蜂蜜。

（7）属于膀胱者：分小便短涩、遗尿不禁。

利尿——云茯苓、猪苓、赤苓、车前子、泽泻、冬瓜皮、通草、木通、大腹皮。

通淋——石韦、瞿麦穗、萹蓄草、海金沙、土茯苓。

止遗溺——覆盆子、五味子、蚕茧。

2. 祛邪类

（1）属于外邪者：分风热、风寒、暑邪、中寒、风湿痛。

散风热——桑叶、杭菊花、薄荷、清豆卷、淡豆豉、荆芥、防风、葛根、软柴胡、蝉衣、蔓荆子、桔梗。

散风寒——生麻黄（亦可用炙麻黄）、桂枝、紫苏、羌活、独活、葱白、生姜、白芷、细辛、藁本、辛夷花。

清暑邪——香薷、藿香、佩兰、荷叶（端午节后中秋节前，一般都用鲜藿香、鲜佩兰、鲜荷叶）、青蒿。

温中祛寒——吴萸、肉桂、干姜、煨姜、炮姜、丁香、川椒、小茴香、乌头。

祛风湿痛——威灵仙、海风藤、络石藤、川乌、草乌、秦艽、桑枝、丝瓜络。

（2）属于热者：分热邪、火邪、血热。

清热——金银花、连翘，生石膏、飞滑石、知母、茅根、芦根（亦可用鲜茅根、鲜芦根）、黑山栀、黄芩、淡竹叶、炒竹茹（亦可用鲜竹叶、鲜竹茹）。

泻火——黄连、黄柏、龙胆草、山豆根、生甘草。

清血热——鲜生地、丹皮、白薇、地骨皮、玄参、犀角、大青叶、板蓝根。

（3）属于湿者：分湿浊、湿热。

化湿——制苍术、厚朴、菖蒲、煨草果、白蔻仁、炒苡仁。

清湿热——萆薢、苦参、饭赤豆、茵陈、白鲜皮、防己。

（4）属于痰者：分热痰、风痰、寒痰、水饮、痰核。

化热痰——炙兜铃、淡竹沥、川贝母、天竺黄、炙桑皮、甜杏仁、地枯萝、枇杷叶（亦可用清炙枇杷叶）、胆星、射干、荸荠、海蜇。

化风痰——炒牛蒡、前胡、苦杏仁、象贝母、苦桔梗、胖大海。

化寒痰——姜半夏、陈皮、炙苏子、煅鹅管石、炙百部、炙紫菀、炙款冬。

逐水饮——葶苈子、制甘遂、黑丑、商陆、蝼蛄、蟋蟀。

消痰核——淡昆布、淡海藻、山慈菇、炙僵蚕、蒲公英。

（5）属于气者：分气郁、气逆。

舒气郁——广郁金、制香附、白蒺藜、路路通、㼝罗子①、金铃子、香橼、佛手、枳壳、玫瑰花、青皮、煨木香、乌药、制乳香、炙没药、檀香。

平气逆——沉香、旋覆花、代赭石、煅磁石、蛤蚧尾。

（6）属于血者：分血滞、瘀血、出血。

活血——全当归、川芎、红花、鸡血藤、苏木、五灵脂、丹参。

破瘀血——泽兰、益母草、荆三棱、蓬莪术、王不留行、败酱草、桃仁泥、地鳖虫。

止血——参三七、茜草、仙鹤草、侧柏叶、墨旱莲、槐花炭、地榆炭、血余炭、棕榈炭、蒲黄炭、藕节。

---

① 㼝罗子：疑即娑罗子。

（7）属于积者：分虫积、食积。

杀虫——使君肉、芜荑、鹤虱、雷丸、炙百部、槟榔、苦楝根。

消食——六神曲、山楂炭、焦麦芽、炒莱菔子。

依据药物的功能来分类，主要是便于临证。但必须郑重说明，一种药有多种作用，如果因此而忽视其他方面，将会减低药物的全面效能。因此，对于每一种药应当全面了解其气味和效能，再抓住其主治重点。这样，在使用的时候便可左右逢源。

关于药物的分类，最早见于《神农本草经》一书，分为上品、中品和下品。上品是指多服久服有益的补养药，认为无毒的；中品为有毒或无毒，能治病又能养身，随使用的适当与否而决定的药物；下品则大多有毒，用来治疗寒、热积滞等病。这种根据疗效的大体分类，除了有一些应予纠正外，基本上是正确的。汉唐以后的本草书，大多按药物本身的属性分类，最精细的如李时珍著的《本草纲目》，分为十六部、六十二类①。十六部是水、火、土、金石、草、谷、菜、果、木、服器、虫、鳞、介、禽、兽、人，六十二类就是在每部中分出细目，例如草部分为山草、芳草、隰②草、毒草、蔓草、水草、石草、苔、杂草等九类，其他各部也一样。这对后世研究药学提供了一定的有利条件。

前人也为了便于学习本草，先有药性赋，后有药赋新编（载《医家四要》）。这两种写作有一共同长处，即以寒、热、温、凉四气分类，简要地提出主治，这就把气味和效能结合在一起。我们认为，可以就中任择一种，先把它熟读，然后再阅其他本草书，如《本草

---

① 六十二类：应为六十类。
② 隰（音xí）：低湿的地方。

从新》等，便可逐步提高。

三、归经

每一种药物对于某一脏腑经络都有它的特殊作用，前人就将某一药物归入某一脏腑经络。例如，麻黄入肺与膀胱二经，说明麻黄的作用主要在于肺与膀胱二经，凡是肺和膀胱感受寒邪，用麻黄的辛温来祛散最为合适。故麻黄善于治太阳病表寒，亦能止咳平喘。这种方法叫做"归经"。

归经，在实际应用上具有重要意义。如前所说，寒药能治热病，热药能治寒病；清热药多是寒凉性的，祛寒药多是温热性的，这是一个原则。但同一热证或寒证，产生的部位不同：有在表，有在里；有在脏，有在腑。比如，某种寒凉药能清表热，不一定能清里热；能清肺脏的热，不一定能清胃腑的热。同样，一种温热药能祛表寒，不一定能祛里寒；能祛肺脏的寒，不一定能祛胃腑的寒。于此可见，药物在人体上发挥作用，各有其适应范围，归经便是指出药物的适应范围。

归经的经，是指经络而言。经络分布全身，看到那一经的证候，就用那一经的药。如同一头痛，痛在前额属阳明经，用葛根；痛在后项属太阳经，用麻黄；痛在两侧属少阳经，用柴胡。这是因为葛根是阳明经药，麻黄是太阳经药，柴胡是少阳经药。但是，经络和内脏有着密切的联系，因此，某种药物都可以对某一经、脏发生它的特殊作用。这种特殊作用，并与气味性质有关。例如，膀胱属寒水，其经为太阳，麻黄茎细丛生，中空直上，气味轻清，故能通下焦的阳气，出于皮毛而发汗，为伤寒太阳表证要药。或用羌活来代麻黄，也因根深茎直，能引膀胱之阳以达经脉，但味较辛烈，兼能祛湿，不似麻黄的轻清。因而，麻黄兼能宣肺利小便，羌活兼能治风湿身痛，便是同中有异了。

总之，归经是用药的一个规律，了解药物性能和功效后，再明晓其归经，用药才能丝丝入扣。

第三节　使　用

一、配合（包括禁忌）

一药有一药的作用，通过药与药的配合，能促使作用加强，或减少不良反应，发挥更好的效能，这是中药配合应用的重要意义。从单味药的应用到配合应用，再发展到方剂，毫无疑问是一个进步的过程。

前人在实践中认识到药与药配合的反应，不仅指出了有利的一面，还指出了不良的一面。共分六类：

1. 相须：即两种功效相同的药物经过配合使用，可以互相促进加强效果。如知母配合黄柏，滋阴降火的作用更强，成方中知柏八味丸、大补阴丸就是知母与黄柏配合使用的。

2. 相使：两种不同功效的药物，配合后能使直达病所，发挥更好的疗效。如附子以茯苓为使，成方中真武汤、附子汤均用茯苓为附子之使。

3. 相畏：一种药物能受到另一种药物的克制，因而减低或消除其烈性的，叫做相畏。如半夏畏生姜，故炮制时即以生姜制半夏毒，中半夏毒者亦以生姜解救。

4. 相恶：两药合用时，因牵制而减低其效能，叫做相恶，恶是不喜欢的意思。如生姜恶黄芩，因黄芩性寒，能降低生姜的温性。

5. 相杀：指一种药物能消除另一种药物的毒性，如防风杀砒毒，绿豆杀巴豆毒。

6. 相反：合用后能发生剧烈的副作用，如乌头反半夏，甘草反甘遂。

相反和相畏的药必须慎用，所以前人编有十八反歌和十九畏歌。

十八反歌：本草明言十八反，半蒌贝蔹及攻乌，藻戟遂芫俱战草，诸参辛芍反藜芦。

歌中所提十八种药，即表示相反比较显著。如半夏、瓜蒌、贝母、白蔹、白及与乌头相反，海藻、大戟、甘遂、芫花与甘草相反，人参、沙参等和细辛、芍药与藜芦相反。

十九畏歌：硫黄原是火中精，朴硝一见便相争。水银莫与砒霜见，狼毒最怕密陀僧。巴豆性烈最为上，偏与牵牛不顺情。丁香莫与郁金见，牙硝难合荆三棱。川乌草乌不顺犀，人参最怕五灵脂。官桂善能调冷气，若逢石脂便相欺。大凡修合看顺逆，炮煴炙煿莫相依。

歌中所提十九种药，即表示相畏比较显著。如硫黄畏朴硝，水银畏砒霜，狼毒畏密陀僧，巴豆畏牵牛，丁香畏郁金，牙硝畏荆三棱，川乌、草乌畏犀角，人参畏五灵脂，肉桂畏赤石脂。

此外，妊娠禁忌药也称堕胎药，本草书上很早就有记载，到

《本草纲目》增为八十七种。其中有些药现在已根本不用，兹择使用者录下，处方时应尽量避去，以免引起事故。植物药，如大戟、巴豆、藜芦、丹皮、牛膝、桂心、皂荚、苡仁、瞿麦、附子、乌头、牵牛、半夏、南星、桃仁、芫花、槐实、茜根、红花、茅根、大麦蘖、三棱、干姜、厚朴、通草、苏木、葵子、常山、生姜；动物药，如牛黄、蜈蚣、斑蝥、水蛭、虻虫、䗪虫、蝼蛄、猬皮、蜥蜴、蛇蜕、麝香；矿物药，如雄黄、芒硝、代赭、硇砂、砒石等。妊娠禁用的药物，主要是防止流产，但亦不尽禁忌。如《济阴纲目》是流行最广的妇科专书，它在安胎及治胎前诸疾中，都用了附子、肉桂、半夏、牛膝、丹皮、厚朴、茅根、通草、桃仁、芒硝等药。《内经》上也说过："妇人重身，毒之何如？有故无殒，亦无殒也。大积大聚，其可犯也，衰其大半而止。"然而，某些药物对妊娠禁忌的，还是应该谨慎，不能草率从事。

经验告诉我们，前人对于药物的配合十分细致，因为配合适当，能取得更高的疗效。

现在略举数则，供作处方参考。

1. 肉桂配合黄连：名交泰丸，能治心肾不交。

2. 吴萸配合黄连：名左金丸，能平肝制酸。

3. 干姜配合黄连：能除胸中寒热邪结。

4. 半夏配合黄连：能化痰浊湿热郁结，宽胸止呕。

5. 厚朴配合黄芩：能化脾胃湿热。

6. 桂枝配合白芍：能调和营卫。

7. 当归配合白芍：能养血。

8. 当归配合川芎：名佛手散，能行血活血。

9. 蒲黄配合五灵脂：名失笑散，能祛瘀止痛。

10. 桃仁配合红花：能行血通经。

11. 柴胡配合黄芩：能清肝胆热。

12. 柴胡配合白芍：能疏肝和肝。

13. 桑叶配合菊花：能清头目风热。

14. 高良姜配合香附：名良附丸，能止胃痛。

15. 延胡索配合金铃子：名金铃子散，能治腹痛。

16. 附子配合肉桂：能温下元。

17. 黄柏配合知母：能清下焦湿热。

18. 苍术配合黄柏：能治湿热成痿。

19. 杏仁配合贝母：能化痰止咳。

20. 半夏配合陈皮：能化湿痰。

21. 神曲配合山楂：能消肉食积滞。

22. 豆蔻配合砂仁：能健脾胃。

23. 常山配合草果；能止疟疾。

24. 龙骨配合牡蛎：能涩精气。

25. 杜仲配合续断：能治腰膝痠疼。

26. 天冬配合麦冬：能清养肺肾。

27. 半夏配合硫黄：名半硫丸，治虚冷便闭。

28. 女贞子配合旱莲草：名二至丸，能补肾阴。

29. 桑叶配合黑芝麻：名桑麻丸，能治肝阳头晕。

30. 山药配合扁豆：能补脾止泻。

31. 升麻配合柴胡：能升提中气下陷。

32. 鳖甲配合青蒿：能滋阴退蒸。

33. 乌梅配合甘草：能生津止渴。

34. 苍术配合厚朴：能逐湿浊。

35. 豆豉配合葱白：名葱豉汤，能通阳发汗。

36. 皂角配合白矾：名稀涎散，能吐风痰。

37. 木香配合槟榔：能疏肠止痛。

38. 三棱配合蓬莪术：能消坚化痞。

39. 枳实配合竹茹：能和胃止呕。

40. 丹皮配合山栀：能清血热。

41. 旋覆花配合代赭石：能平噫气。

42. 丁香配合柿蒂：能止呃逆。

43. 补骨脂配合肉果：名二神丸，能止脾肾泄泻。

44. 桑皮配合地骨皮：能泻肺火。

45. 知母配合贝母：名二母散，能清肺热。

46. 木香配合黄连：名香连丸，能止赤白痢。

47. 白矾配合郁金：名白金丸，能治癫狂。

48. 枳实配合白术：名枳术丸，能健脾消痞。

49. 赤石脂配合禹余粮：名赤石脂禹余粮散，能涩大肠。

50. 金樱子配合芡实：名水陆二仙丹，能止遗精。

51. 枸杞子配合菊花：能明目。

52. 生姜配合红枣：能和气血。

这类两种药味配合应用的例子很多，只要留意前人著作和成方的组成，可以获得更多的资料。这些资料都是用药的方法，或寒热结合，或补泻结合，或上下、表里、气血相结合等，十分丰富，而又非常灵活。

二、用量

中药的用量，根据以下几个情况决定：

1. 药物的性质：药物气味雄厚峻烈的用量小，平淡的比较重。前者如乌头、肉桂、干姜等，后者如山药、茯苓、扁豆等。质重的用量大，轻松的用量小。前者如鳖甲、牡蛎、磁石等，后者如桑叶、蝉衣、通草等。

2. 方剂的组成：主药的用量重，协助药比较轻。如白虎汤中的石膏宜重用，知母、甘草的用量较少。在配伍方面，如左金丸中的吴萸的用量应轻于黄连，从整个方剂的组成来说，药数多，量较轻；药数少，量较重。

3. 病情：病情严重、需要急救的用量重，病轻的或宜于长期调养的用量较轻。前者如四逆汤、大承气汤等，后者如桑菊饮、人参养营汤等。

4. 体质：病人体质坚实的用量可重，娇弱的用量宜轻。一般西北地区用量大于东南地区，主要原因便是体质有强弱的关系。

5. 年龄：成年人用量可重，小儿宜轻。一般小儿用量是大人的减半。

用药量的轻重，虽视具体情况决定，但应该指出，一般用量是有一定标准的，在这标准上衡量出入，不是随便决定的。必须掌握标准用量，然后或增或减，才能中肯。

药量对于处方的疗效有极大影响，很好的一个处方，往往用量不适当失却效果，甚至产生不良反应。所说适当与不适当，主要是两个方面：一方面根据病情和体质的情况，用药是否轻重恰当；一方面依据药的配合关系，用药是否轻重恰当。凡是病重体实，用量当重；病重体虚，便当酌减；病轻体实，不需要重量；病轻体虚，更不容许用重量。又，药物的作用及配合后的作用随着用量的轻重而转变。如西藏红花少用和血，多用则破血。桂枝和白芍等量，能调和营卫；桂枝加重偏于卫，白芍加重偏于营。这在临证上是一番细致的功夫了。

关于古代度量衡制度和现代不同，古制都比今制为小。据近人考证，大概汉朝一两合市称四钱八分强，一升约今二合左右，提供参考，用以说明古方的分量不能作为现在处方用量的标准。

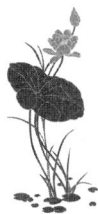

中医入门·方剂之部

秦伯未 著

第一节　方　制

一、君臣佐使

多种药物配成的处方，称做方剂。方剂的组成有一定的法度，称做方制。所以，方剂是用单味药物治疗的进一步发展。它的特点是：具有综合作用，治疗范围较广，并能调和药物的毒性，减少或避免不良反应。

方剂的组成，分君、臣、佐、使四项。一般处方用药多在四种以上，均按这四项配伍，即使少于四种药或多至几十种，也不能离此法则。否别漫无纪律，方向不明，前人所用有药无方。

1.君：君是一方的主药，针对一病的主因、主症能起主要作用的药物，即《内经》所说：主病之谓君。君药不一定一方只有一个，也不一定猛烈的药才能当君药，主要是看具体情况和需要来决定的。李东垣曾说：假如治风，则用防风为君；治寒，则用附子为君；治湿，则用防己为君；清上焦，则用黄连为君；清中焦，则用黄芩为君。依此类推，即使是比较性味薄弱的药物，如桑叶、菊花、陈皮、竹茹等，都有作为君药的资格。

2.臣：《内经》上说：佐君之谓臣。臣是指协助和加强君药效能的药物，如麻黄汤中的桂枝就是帮助麻黄发汗解表的，所以它在麻黄汤中是臣药。臣药在一个方剂内，不限定只有一味，一种君药可以有几种臣药；如果一方中有两个君药，还能用较多的臣药来配伍。

3. 佐：臣之下称做佐，佐药就是接近于臣药的一种配伍药。除了与臣药一样协助君药的作用，还能协助君药解除某些次要症状。例如，麻黄汤用杏仁为佐，其作用就是宣肺、平咳，帮助君药解除麻黄汤证的次要症状。另一方面，假使君药有毒性或者药性太偏，也可利用佐药来调和。

4. 使：从"使"字的意义来看，使药是一方内比较最次要的药物。《内经》说：应臣之为使。可知使药是臣药的一种辅助药。在临证上一般把使药理解为引经药，引经药的意思是将药力引到发病场所，所以也叫引药，俗称药引子。

君、臣、佐、使等字面虽含有封建意味，但实质上是用来代表主要药和协助药，以说明方剂的组织形式。几千年来，中医在方剂的配合方面积累了十分丰富的经验，无论经方和时方都是遵守这个原则制定的。

在这里顺便谈一谈"经方"和"时方"的问题。中医从单味药的使用发展到方剂，这是很早以前的事。《内经》里就有乌贼骨、茹蕅和雀卵组成的血枯方，制半夏和秫米组成的失眠方，泽泻、白术和麋衔组成的酒风方等。到张仲景博采众方撰述《伤寒论》和《金匮要略》，方剂更为完备。后人重视其著作尊为经典，并称其方为经方，把后来方剂叫做时方。我们认为经方的疗效是肯定了的，但时方的价值也是不可否认的。时方的形成，也是中医学术不断发展的例证之一。同样的理由，上面说过的六经辨证法是以《伤寒论》为主，三焦辨证法是以《温病条辨》为主，一在汉朝，一在清代，不仅没有抵触，而且相得益彰。《温病条辨》的方剂在《伤寒论》的基础上还有不少的发挥和补充。所以，在古为今用的目标下，我们应重视经方，也应重视时方，还要重视现代的有效方剂。

二、七方

方剂在应用上，出于所用药物的种类多少和产生疗效的快慢不同，又分为七类，简称七方，即大方、小方、缓方、急方、奇方、偶方和复方。

1.大方：病邪强盛，非大力不能克制，须用大方，如下法中的大承气汤便是。用大方的时候，应先考虑正气能否胜任，因为大下可以伤阴，大汗可使亡阳，邪虽去而正气随伤，这就失却用大方的意义了。

2.小方：小方和大方是相对的。邪气轻浅的，只要用较轻的方剂，或者根据大方减小其制，这就叫做小方，如下法中的小承气汤便是。

3.缓方：一般慢性、虚弱性病症，不能急切求效，宜用药力缓和的方剂来长期调养，如补法中的四君子汤，即是缓方一类。

4.急方：急方和缓方是相对的。是在病势危急时用来急救的，例如腹泻不止，手足逆冷，脉微欲绝，用四逆汤回阳。急症用急方，不仅药力要专，药量也宜重，故常与大方结合应用。

5.奇方：奇是单数，奇方即专一的意思。如病因只有一个，就用一种君药来治疗主症，以求其药力专一，故叫奇方。但奇方并不等于单味药，亦有臣药、佐药等配合。

6.偶方：偶是双数，含有双方兼顾的意思。如同时有两个病因，需要用两种君药来治疗的，就叫偶方。临证上所说的汗下兼施，或攻补并用，都属偶方一类。

7.复方：复是复杂、重复的意思。凡是病因较多或病情较复杂的就需用复方治疗。如五积散是由麻黄汤、桂枝汤、平胃散和二陈汤等方剂组成，用一方来祛除风、寒、痰、湿以及消痞去积。另一种是指用此法不效，再用它法，它法不效，更用另一方法，如《内经》所说：奇之不去则偶之，偶之不去则反佐以去之。所以，在某些情况下，复方也叫重方，不同于一般与单味药相对而言的复方。

七方是方剂组成的法则之一。除此以外，还有从治疗作用来分的。如张景岳曾把方剂分为"八阵"，即补阵、和阵、攻阵、散阵、寒阵、热阵、固阵、因阵。补阵的方剂是用于元气亏损，体质虚弱的病症；和阵的方剂是用来调和病邪的偏胜；攻阵的方剂是用于内实证的；散阵的方剂是用于外感证的；寒阵的方剂是用于热证的；热阵的方剂是用于寒证的；固阵的方剂是用于滑泄不禁症的；因阵的方剂都是因症立方的。目前，一般方剂的分类多照汪昂《医方集解》所分，计分二十二类：

1.补养剂：滋补人体阴阳气血不足，消除一切衰弱病症，如六味地黄丸、四君子汤等。

2.发表剂：疏散外邪，解除表证，如麻黄汤、桂枝汤等。

3.涌吐剂：引邪上越，使其呕吐，如瓜蒂散、参芦散等。

4.攻里剂：以通便导滞，清除肠胃实邪为主，如大承气汤、大陷胸汤等。

5. 表里剂：既疏表邪，又除里邪，表里双解法，如大柴胡汤、桂枝加大黄汤等。

6. 和解剂：用和解方法来达到祛除病邪为目的，如小柴胡汤、逍遥散等。

7. 理气剂：疏理气机，解郁降逆，如四七汤、旋覆代赭汤等。

8. 理血剂：和血祛瘀，养营止血，如四物汤、胶艾汤等。

9. 祛风剂：通阳散风，滋阴息风，如小续命汤、地黄饮子等。

10. 祛寒剂：扶阳温中，祛逐内寒，如真武汤、四逆汤等。

11. 清暑剂：清解暑邪，如香薷饮、六一散等。

12. 利湿剂：排泄水湿，如五苓散、五皮饮等。

13. 润燥剂：滋润津血枯燥，如琼玉膏、消渴方等。

14. 泻火剂：清热解毒，如白虎汤、黄连解毒汤等。

15. 除痰剂：化痰涤痰，如二陈汤、礞石滚痰丸等。

16. 消导剂：消积行气，健运脾胃，如枳术丸、保和丸等。

17. 收涩剂：收敛精气，固涩滑脱，如真人养脏汤、金锁固精丸等。

18. 杀虫剂：驱除肠寄生虫，如集效丸、化虫丸等。

19. 明目剂：专治目疾，如羊肝丸、拨云退翳丸等。

20. 痈疡剂：专治外科肿疡、溃疡，如真人活命饮、散肿溃坚汤等。

21. 经产剂：专治妇科月经及胎前、产后疾病，如六合汤、达生饮等。

22. 救急方：包括急救冻死、溺死及毒虫咬伤等方。

中医的方剂，一般很难分类，原因是一个方剂往往包含多种效能，因而不能把它固定在一个门类内，即使几个方剂的治疗目的一致，但使用上又有很大出入。例如补养剂，不仅用于虚弱证，也能用于其他证候；而且补养一类的方剂也不是任何虚弱证都能适应的。此外，方剂中药物的加减、用量的多少，都能使其性质和作用改变。例如，麻黄汤用麻黄、桂枝、杏仁、甘草组成，为发汗解表剂；倘把桂枝改为石膏，便为麻杏石甘汤，治肺热气喘；或把桂枝除去不用，便为三拗汤，治伤风感冒、鼻塞咳嗽等症。又如，小承气汤和厚朴三物汤，同样用大黄、枳实、厚朴组成，但小承气汤以大黄为君，厚朴为佐，厚朴的用量比大黄减半；厚朴三物汤以厚朴为君，大黄为佐，厚朴的用量就比大黄加一倍。这样，小承气汤适用于泻热通大便，而厚朴三物汤则是行气除满的方剂了。这说明根据治疗作用的分类，是指其主要作用而言，运用时必须考虑。

三、剂型

方剂有多种剂型，各具不同的性质和不同的效用，常用的有丸、散、膏、丹、酒、汤等几类。

1. 丸剂：丸剂俗称丸药，或药丸。将药物研成细粉后，加冷开水或蜜，或米糊、面糊等黏合物做成的圆形体。根据治疗上的要求，丸剂的大小和重量是不一致的，有小如芥子的，有大如弹丸的，也有如绿豆或梧桐子大的。大约大丸每粒重一钱、二钱或三钱，小丸每两二百至四百粒，细小丸每两六百至一千五百粒，极小丸每两五千至一万粒。

丸药入胃，吸收较慢，多用于慢性疾病之须长期服食者，故前人所说"丸者，缓也"，就是这个意思。又，病在下焦亦多用丸，取其吸收慢，到达肠内才发生作用；也有急症、重症采用丸剂的，因可先期制成，取其便捷。

2. 散剂：即粉剂，将药物研成细粉。有分研、合研、陆续配研等手续。一般多用合研，但带黏性的药物如乳香、没药、血竭、孩儿茶等，或挥发性强烈的药物如麝香、冰片、樟脑等，或较贵重的药物如犀角、羚羊角、珍珠、熊胆、蟾酥等，均用分研。陆续配研是因处方中含有少量贵重药，或有其他必须分研的药物时用之，法将需要配研的药物分研后，置一种于乳钵内，然后加入等量的其他药粉，研匀以后，再加等量的其他药粉同研，陆续倍量，增加至全部混合均匀为止。

散剂用于内服，药力较丸剂为速；亦用于嗜鼻，或作外敷用。

3. 膏剂：将药物用水煎汁，浓缩成稠厚半固体状，挑取适量，用开水冲服。一般制法：药物水浸一夜，煎两次至四次，取汁分次过滤，合并再熬，至不渗纸为度。另外，有用植物油熬炼的，则为外贴用膏药。

膏剂多为滋补类，用于慢性虚弱证，冬季服用的膏滋药亦属这一类。

4. 丹剂：丹是用升华或熔合等方法制成的，主要为矿物类药物。也有用一般药物混合制成的，则取"赤心无伪曰丹"的意思。丹的剂型不一，有丸、有散和锭剂等。

用法与丸、散剂相同。

5. 酒剂：为药物用白酒作溶剂浸取所得的浸出液，故俗呼药酒。制法分冷浸和热浸两种。冷浸将药物泡在酒内，过一个时期即可服用；热浸是药物和酒密封坛内，隔水用文火缓缓加热，保持低温，经过三至七天，去火放冷。

药酒多用于风湿痹痛，借酒的力量来帮助流通气血，加强舒筋活络的效能。

6.汤剂：即水煎剂，用适当的水煎取药汁，倾出后加水再煎，第一次为头煎，第二次为二煎。一般每剂均煎两次，服法有头、二煎分开服的，也有将头、二煎药汁合并后，再分两次服的。

临证上，汤剂应用最广，不仅吸取快、作用强，而且便于随症加减。

丸、散、膏、丹和酒剂，多数属于成药，亦可视病症需要，处方配合。一部分丸、散、膏、丹除单独使用外，也能放在汤剂内包煎，或用药汁冲服。

第二节　基本方剂和处方

一、基本方剂

徐灵胎说："欲治病者，必先识病之名；能识病名，而后求其病之所由生；知其所由生，又当辨其生之因各不同而症状所由异；然后考其治之之法。一病必有主方，一方必有主药，或病名同而病因异，或病因同而病症异，则又各有主方，各有主药，千变万化之中，实有一定不移之法，即或有加减出入而纪律井然。"的确，治疗每一种病必须辨证求因，才能确定治疗方针。同时，一病有一病的主治法，也必然有主方和主药，这是治病的基本法则。在这基础上，再根据具体病情加减出入，灵活运用，才能收到良好效果。

前人留传下来的成方，都是通过实践得来的，必须加以重视。特别是几个基本方剂，必须熟悉。现在择要说明，以见一斑。

1.四君子汤：人参、白术、茯苓、甘草。为补气主方，用于脾胃薄弱，食少，泄泻等症。气不运者，可以加陈皮，名异功散；胃寒者，可以加木香、砂仁，名香砂六君子汤。

2.四物汤：生地、当归、白芍、川芎。为养血主方，用于肝血虚滞，妇人经水不调。气血俱虚，可与四君子汤同用，名八珍汤；除去生地、白芍，名佛手散，能行血活血。

3.六味地黄丸：熟地、山萸、山药、茯苓、丹皮、泽泻。为养阴主方，用于肾水亏乏，腰痛遗精等症。虚寒者可以加附子、肉桂，名桂附八味丸；内热者，可加黄柏、知母，名知柏八味丸；单加肉桂，名七味地黄丸，能引火归元；加五味子，名七味都气丸，能治痨嗽。

4.四逆汤：附子、干姜、炙甘草。为回阳主方，用于寒盛阳微，四肢厥冷，水泻不止。寒伤血分，脉细欲绝，可加当归、木通，名当归四逆汤；风湿相搏，身体烦疼，可加白术、大枣，名术附汤。

5.桂枝汤：桂枝、白芍、炙甘草、生姜、大枣。为调和荣卫主方，亦治伤风。汗不止者可加附子，名桂枝加附子汤；精关不固，可加龙骨、牡蛎，名桂枝加龙骨牡蛎汤；倍白芍，加饴糖，名小建中汤；再加黄芪，名黄芪建中汤，治中气虚寒腹痛。

6.麻黄汤：麻黄、桂枝、杏仁、炙甘草。为发散风寒主方，用于寒热无汗，脉象浮紧。挟外湿者，可加白术，名麻黄加术汤；去桂枝，加石膏，名麻杏石甘汤，治表邪内陷，肺热气喘。

7.银翘散：银花、连翘、豆豉、荆芥、薄荷、牛蒡、桔梗、甘草、竹叶、芦根。为风温初起主方，用于发热、口渴、脉象浮数。咳嗽者可加杏仁、象贝，宣肺化痰；热重者，可加山栀、黄芩清气。

8.六一散：滑石、甘草。为清暑主方，用于身热烦渴，小便短赤。清心可加辰砂，名益元散；散风可加薄荷，名鸡苏散。

9.平胃散：苍术、厚朴、陈皮、炙甘草、生姜、大枣。为化湿主方，用于满闷、呕恶、舌苔白腻。痰多者可与二陈汤同用，名平陈汤；泄泻溲少，可与五苓散同用，名胃苓汤。

10.五苓散：茯苓、泽泻、猪苓、白术、桂枝。为利湿主方，用于小便不利，饮水吐逆。无寒但渴者，可除去桂枝，名四苓散。

11.十枣汤：芫花、甘遂、大戟、大枣。为泻水主方，用于水饮内停，胸胁满痛。

12.琼玉膏：生地、人参、茯苓、白蜜。为润燥主方，用于津液枯涸，气虚干咳者。

13.五仁丸：桃仁、杏仁、柏子仁、松子江、郁李仁、陈皮。为润肠主方，用于津枯大便困难者。

14.白虎汤：石膏、知母、甘草、粳米。为清热主方，用于壮热、口渴、汗出、脉象洪大。气阴虚者，可加人参，名人参白虎汤；挟湿者，可加苍术，名苍术白虎汤。

15.黄连解毒汤：黄连、黄芩、黄柏、山栀。为泻火主方，用于三焦积热，狂躁烦心，迫血妄行等症。

16.普济消毒饮：玄参、黄连、黄芩、连翘、板蓝根、马勃、牛蒡、薄荷、僵蚕、升麻、柴胡、桔梗、甘草、陈皮。为清温毒主方，用于大头瘟、咽痛口渴等症。

17.清骨散：银柴胡、胡黄连、秦艽、鳖甲、地骨皮、青蒿、知母、甘草。为清虚热主方，用于骨蒸劳热，阴虚，午后潮热或夜间发热。

18.三仁汤：杏仁、蔻仁、苡仁、厚朴、半夏、通草、滑石、竹叶。为清化湿热主方，用于湿温身热，胸闷，渴不欲饮。

19.达原饮：厚朴、常山、草果、槟榔、黄芩、知母、菖蒲、青皮、甘草。为治湿热瘟疟主方，用于湿浊挟热，阻滞中焦，寒热胸闷，舌苔厚腻等症。

20.二陈汤：姜半夏、陈皮、茯苓、甘草、生姜。为除痰主方，兼能理气，祛湿和中。如顽痰胶固，可加胆星、枳实，名导痰汤；胆虚不眠，可加竹茹、枳实，名温胆汤。

21.消气化痰丸：姜半夏、胆星、橘红、枳实、杏仁、瓜蒌仁、黄芩、茯苓。为清痰热主方，用于气火有余，炼液成痰。

22.三子养亲汤：苏子、白芥子、莱菔子。为平痰喘主方，用于气实痰多，喘满胸闷。

23.保和丸：山楂、神曲、茯苓、半夏、陈皮、莱菔子、连翘、麦芽。为消食主方，用于嗳腐吞酸，腹痛泄泻等症。气分郁滞，可与越鞠丸同用，名越鞠保和丸。

24.小活络丹：川乌、草乌、川芎、地龙、胆星、乳香、没药。为活络主方，用于痰湿入络，手足麻木等症。

25.天王补心丹：枣仁、当归、生地、柏子仁、天冬、麦冬、远志、五味子、人参、丹参、玄参、桔梗。为安神主方，用于健忘，怔忡，失眠，虚火上炎等症。

26.牛黄清心丸：犀黄、黄连、黄芩、山栀、郁金、辰砂。为开窍主方，用于邪陷心包，神识昏迷。

27.金锁固精丸：潼沙苑、芡实、莲须、龙骨、牡蛎。为固精主方，用于精关不固，滑泄不禁。

28.牡蛎散：煅牡蛎、黄芪、麻黄根、浮小麦。为固表主方，用于阳虚自汗。

29.诃子散：御米壳、诃子、炮姜、橘红。为涩肠主方，用于泄泻不止，脱肛。

30.补中益气汤：黄芪、人参、甘草、白术、陈皮、当归、升麻、柴胡、姜、枣。为升提主方，用于中气下陷，或气虚不能摄血。

31.七气汤：厚朴、半夏、茯苓、紫苏、姜、枣。为行气主方，用于气分郁滞，胸满喘促。

32.越鞠丸：香附、苍术、川芎、神曲、山栀。为舒郁主方，用于胸膈痞闷、吞酸呕吐、饮食不消等症。

33.十灰散：大蓟、小蓟、侧柏叶、荷叶、茅根、茜草、大黄、山栀、棕榈皮、丹皮。为止血主方，用于劳伤吐血。

34.桃仁承气汤：桃仁、大黄、桂枝、甘草、元明粉。为祛瘀主方，用于蓄血及妇人经闭。

35.小柴胡汤：柴胡、黄芩、人参、半夏、炙甘草、姜、枣。为和解主方，用于寒热往来、胸胁苦满、口苦目眩等症。

36.逍遥散：柴胡、当归、白芍、白术、茯苓、甘草、薄荷、生姜。为疏肝主方，用于头痛目眩、抑郁不乐及妇人月经不调。火旺者可加丹皮、山栀，名加味逍遥散。

37. 瓜蒂散：瓜蒂、赤小豆、豆豉。为催吐主方，用于痰涎壅积上脘。

38. 大承气汤：大黄、厚朴、枳实、元明粉。为泻下主方，用于实热便闭，腹痛拒按；津液不充者可去元明粉，加麻仁、杏仁、芍药，名脾约麻仁丸。

39. 木香槟榔丸：木香、槟榔、青皮、陈皮、蓬莪术、黄连、黄柏、大黄、香附、牵牛子。为导滞主方，用于胸痞、腹胀、便闭，或下痢、里急后重等症。

40. 化虫丸：使君子、鹤虱、槟榔、苦楝子、芜荑、胡粉、枯矾。为杀虫主方，用于因肠寄生虫引起的腹痛阵作。

以上方剂，仅从病因和证候等方面提出一些通治的例子。雷福亭曾说："尝考丹溪治病，凡遇气亏者以四君子汤，血亏者以四物汤，痰饮者以二陈汤，湿食者以平胃散，都以四方为主，更参解郁治之，药品不繁，每多中病。"可见掌握通治方剂也是临证上必需的，但是通用方也当切合病情，不等于笼统施用。大凡每一个病都有主方，一病有几种证候又各有主方，这里所说的通治方是一方能治多种病的，这就在了解通治方之后，还应进一步钻研各病的主方和各种证候的主方，才能更细致地随症化裁。关于这方面的参考书可采用《兰台轨范》，一般检查则《医方集解》最为通用。

二、处方举例

中医的处方，实际上包括理、法、方、药一套知识在内，也就是理论和实践结合的具体表现。中医处方有一个特点，就是有案有方。案即脉案，处方时先将脉案写好，然后立方。脉案的内容包括症、因、脉、治四项，脉又包括四诊。一般先叙症状，次叙病因，次叙脉、舌、气色，最后指出治疗方针。当然．这也并不刻板，可以先叙症、脉，再叙因、治，或先把原因提出，再叙脉、症，只是大体上不越出这范围。例如，叶天士治咳嗽的脉案："脉右浮数，风温干肺化燥，喉间痒，咳不爽，用辛甘凉润法。"又："积劳更受风温，咽干，热咳，形脉不充，与甘缓柔方。"又："舌白、咳嗽、耳胀、口干，此燥热上郁，肺气不宣使然。当用辛凉，宜薄滋味。"又："脉来虚弱，久嗽，形瘦食减，汗出气短。久虚不复谓之损，宗《内经》：'形不足温养其气'。"以上所举各案，在叙法上对症、因、脉、治虽有先后之不同，但老实写出，活泼泼地，不受拘束，而仍不离症、因、脉、治的范围。

对病症有了全面的认识之后，然后写方。写方时，那些是主药，那些是协助的，胸中要有成竹。大概主药写在前，助药写在后，助药中又有主要和次要，同样依次书写，这就包含着君、臣、佐、使的意义在内。过去药方都直行写，习惯上分为三排，也有两排或四排的，视药味多少而定。先写第一排，再写第二、第三排。所以中药方应当一排一排看，如果一行一行看是分不出主次的。现在多数改用横写，比较以前更要清楚了。

兹为便于理解，附录近案数则，包括汤剂、丸剂、散剂和膏方的处理。并非示范，聊供参考而已。

1. 自诉肝脏肿大已近一年，右胁掣痛，以季肋处最为明显，有时牵及后背及少腹，易感疲劳，食欲不振，本有痛经宿恙，经期内尤觉精神困乏。脉象细弦，舌净，二便正常。胁为肝之分野，前人谓久痛入络，即拟舒气和血法。

当归须钱半　　生白芍二钱　　软柴胡炒，一钱　　丹参二钱

桃仁泥钱半，包　　广郁金钱半　　金铃子钱半　　路路通钱半

橘络一钱　　沉香曲钱半　　佛手八分

2. 胃痛每发于空腹时，得食即定，微有泛酸，不能茹冷，大便或黄或黑，形体消瘦。症属中气虚寒，拟黄芪建中汤加减。

炙黄芪三钱　　炒桂枝八分　　炒白芍钱半　　炙甘草一钱

驴皮胶钱半　　炮姜炭八分　　红枣四个

饴糖一两（分两次，药汁冲服）

3. 半年中常有齿龈出血，并觉肢软乏力，渐增头晕眼花、耳鸣、心悸心慌，经医院检查血象全细胞减少，诊断为再生不良性贫血。现诊面色萎黄，手足多汗，舌质淡白，脉象浮大而数。劳损之根，治拟温养肝肾，着重于命门。

熟地四钱　　熟附片二钱　　生黄芪三钱　　鹿角胶二钱

山萸肉二钱　　枸杞子三钱　　炒白芍三钱　　潼沙苑三钱

煅牡蛎五钱　　龙眼肉五钱　　红枣十个

4. 自秋至冬，泄泻未止，一日二三次，肠鸣腹不病，但腹部不耐风寒，稍觉凉意，大便次数即加，肠鸣亦甚。脉沉无力，尚能纳食。病在下焦，当温肾厚肠，略参升清，为拟丸方久饵。

熟附片二两　　炮姜炭一两　　炒白术二两　　煨益智二两

煨肉果二两　　诃子皮两半　　云茯苓三两　　炒山药三两

煨葛根一两

共研细末，水泛为丸，如绿豆大，每服三钱，一日两次，早上、

睡前用温开水送下。

5. 患肺吸虫病已近两年，咯痰挟血，稍带腥味，近来心慌失眠，体力不如从前。中医无此病名，姑据《千金》《外台》所载肺虫证及尸疰证拟方，不知能获效否。

麦冬两半	麝香一分	黄连一两	朱砂二钱
雄黄一钱	川椒一两	桃仁二两	獭肝二两

上药配研细粉，每服钱半，一日三次，早、午、晚饭后，用温开水送下。

6. 遗精多年，或有梦，或无梦，服药亦时效时无效。近增阳痿，肢软腰瘘，体重减轻，心中忧恐，无法自释。脉象沉细，入冬四末清冷，小溲频数窘迫。阴虚及阳，下元极亏，但心气怯弱不能下交于肾，亦为原因之一。乘兹冬令闭藏，为拟膏方调养。

炙黄芪三两	野台参三两	山药三两	熟地四两
山萸肉两半	制黄精三两	当归身两半	炒白芍两半
制首乌三两	潼沙苑三两	菟丝饼三两	枸杞子三两
仙灵脾三两	补骨脂三两	蛇床子两半	韭菜子二两
覆盆子二两	金樱子三两	炙狗脊二两	炒杜仲三两
北五味一两	节菖蒲五钱	炙远志两半	云茯神三两
煅龙牡各三两	湘莲肉八两	红枣八两	

宽水浸一夜，浓煎三次，滤取清汁，加入龟鹿二仙胶八两，先用陈酒烊化，黄狗肾两条先燉烊，冰糖一斤，搅和收膏。每天上、下午空腹时，各用开水冲服一食匙，倘有伤风感冒，暂停数天。

研究处方，必须多看医案，医案是中医的临证记录，如《临证指南》就是叶天士的医案，也就是他平日治病的方案。由于中医处方不只记录用药，更全面地记录下有关病人的得病原因、症状、四诊、治法、处方和详细的分析、论断，是理论与实践相结合的产物，对学习具有很大的帮助和启发作用。同时一个人的见解和经验毕竟有限，还必须广泛地多看各家医案，虽然不一定都有好处，但必然有其特长的地方。我们认为只有像蜜蜂酿蜜般地吸取百花精华，才能更丰富自己的知识和经验。因此，也能说各家医案是医生终身的良师。

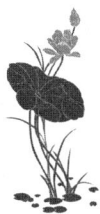

膏方大全

上海秦伯未著述

普宁方公溥参校

沈　序

衡山善病，病无微甚，必乞诊于秦先生伯未，垂今七载。过从之密，在旁人观之，将疑为非先生之诗友，即先生之酒徒焉。初衡山病咯血，延海上所称名医者治，随愈随发，凡十余次，病已经年。既而就治于先生，先生曰：此血不归经也，当使之就轨。若以凉药抑伏，血得寒而止；寒去而血又涌，宜病之缠绵不已也。投侧柏叶汤而验。又病后易罹外邪，月必四五起，但拥絮卧周时即愈。以询先生，先生曰：此气血不充也。《内经》有言：体弱者，善病寒热。当补益之。嘱服参、芪，各尽三两许而不复作。其识病之精，用药之神，实时下莫与京①也。今者有《膏方大全》之辑，抒平日之经验，作世人之津梁②。持以示衡山，受而读之。议论既可法可师，选方又惟纯惟粹。不仅贡献医林，抑且有功社会。夫世人自信多虚，医者更以虚阿其好。于是因虚而误服补剂，因补而变生他患者，以平日所闻，不可胜数。先生斯作，正不知惊醒瞌睡几许矣！辱命撰序，衡山其何敢，敬以心所景仰而感慨者，略陈一二，聊资侑酒云。

民国十八年七月上海沈衡山其宇敬序

---

① 莫与京：京，大、盛。莫与京，即无与比大。
② 津梁：桥梁。

上编　通　论

膏方之意义

何谓膏？《正韵》：泽也。《博雅》：润泽也。膏方者，盖煎熬药汁成脂液，而所以营养五脏六腑之枯燥虚弱者也，故俗亦称膏滋药。方书所载琼玉膏、宁志膏等，不外滋补之用，可明其义。在实验方面，发散不用膏，攻下不用膏，通利不用膏，涌吐不用膏。以此数者，非润泽所宜。则膏之为义，尤可大明，此其一。进言之，膏方并非单纯之补剂，乃包含救偏却病之义。故膏方之选药，须视各个之体质而施以平补、温补、清补、涩补；亦须视各个之病根，而施以生津、益气、固精、养血。万不可认膏方为唯一补品，贸然进服，此其二。余习见中下之家，羡于膏方之效力，又嫌其价格之昂贵，辄自服黄芪、党参；次焉者，辄常饵黑枣、核桃，未能获益，抑且增患。其弊盖不知膏方之意义，而只惑膏方为补剂。是故凡进膏方者，必须乞示于医家，尤必乞示于素所钦佩而富有经验之医家，庶乎可！

膏方之效力

《内经》有言：形不足者，温之以气；精不足者，补之以味。盖一切衰弱怯损之病，全赖补益之品，收其全效。然而人参、阿胶等辈，同属补品，何以有服之功效不著，而必欲乞灵于膏方？则以人参、阿胶等辈，其滋补之点，仅限局部。如人参补气，阿胶补血，不若膏方之集合多种药物，面面俱顾，一齐着力。故天下惟混合物最合于身体营养。国人徒以银耳、燕窝为补，西人又只知鸡蛋、牛乳为补，皆不能达补之绝顶者也。余尝治吐血重症及遗精重症数十人，病积数年，医易数人，且调养备至，终不能愈。余为立膏方，煎服数月，宿恙全捐，精神健旺。可以见其效力之伟大，实非他种所能埒^①矣。然世人恒信膏方为补剂，并自馁身体为不足；医者亦不察隐情，听信片言，浪投滋补；因而增病者，数见不鲜。余曾历举所见，刊入《谦斋医话》，可以参考。盖补益之品，施之于虚损则可；若邪气内蕴，当以除邪为先。譬之淤积流涸，必去其淤而流自通。否则实实之戒，其罪焉逭^②！就余经验所得，处外感方易，处内伤方难，而处补虚方尤难。若膏方则大剂补益，服饵必一二月，设非深思细虑，必使偾事，尤为难之又难。慎之慎之！

膏方之性质

膏方之性质者，推求滋补之重心所在，以尽其用也，大抵可析为四类：一为温补类，宜于阳虚之证，如用附子、仙茅、黄芪、党参、当归、白术等是；一为清补类，宜于阴虚之证，如用地黄、鳖甲、葳蕤、柏子仁、首乌、苁蓉等是；一为涩补类，宜于滑脱之症，如用补骨脂、莲须、枣仁、牡蛎、诃子、萸肉等是；一为平补类，宜于脾胃薄弱，或不耐滋补之证，如用白芍、山药、芡实等是。而

---

① 埒（音 liè）：等同，比并。

② 逭（音 huàn）：宽恕，免除。

总挈之为二纲：一补气，一补血；补气以四君子汤为主，补血以四物汤为主。其他：痰多者佐以化痰，气郁者佐以理气，湿盛者佐以祛湿，热炽者佐以涤热。随机应变，而大法终不外于是。

膏方之组织

立方有制。《内经》云：君一臣二，奇之制也；君二臣四，偶之制也。君二臣三，奇之制也；君二臣六，偶之制也。又：君一臣二，制之小也；君一臣三佐五，制之中也；君一臣三佐九，制之大也。是为方剂之组织法，膏方亦然。惟膏方服时既久，其制势须扩大。大抵每方平均以三十药为准，外更酌加各项胶属。如阿胶、鹿角胶、龟板胶等，以便收炼成膏。普通更加纹冰①，以制其苦味而便适口。其有不喜甘味，或不宜甘味者，则酌减之。亦有于收膏时加核桃肉、白莲肉、黑枣肉等者，但求体质相宜。初无定则也，抑有进者。膏方之组织，近于复方，故余之主张，以选方为第一步。方选既决，然后就各方选药；药选既决，尚有不足，则就症补充。如此则药症自能丝丝入扣矣。

膏方之用量

药物质量，有轻重之别。质轻者用量宜少，质重者用量宜多。此为处方之原则，膏方之用量无殊。所特殊者，膏方用量，恒依普通方剂，比例增加，其增加之率常以十倍，但亦有不耐久服者，则五倍、六倍酌量施用可也。又：膏方多滋腻，须时时顾及脾胃。盖

---

① 纹冰：即白纹冰糖。

胃为水谷之海，脾为生化之源。五脏六腑实利赖[①]之，使脾胃健全，消化迅速，则五谷化生之精微，皆为百骸无上之补品。不然，脾胃衰弱，纳减运迟，投以膏方，元气不胜药力，徒滞积为患耳。故于用药之时，宜有监制；而用量之间，尤须适当。此惟有经验者知之，而未可与语一般者也。

膏方之时期

疾病之进退，每有视时令消长者。劳瘵危于春夏，痰饮笃于秋冬，其浅显易见者也。因是膏方与时令亦不可不研究。夫膏方之施治在补益。补益之剂，宜静而戒动，宜藏而戒泄。四时之气，春为发陈，夏为蕃秀，主疏泄者也；秋为容平，冬为闭藏，主收摄者也。疏泄则阳气发越而人气浮外，收摄则阳气固密而人气伏内。盖人禀天地之气而生，天地之气息息与人相关。古代医家，因目人身为一小宇宙，此虽由研究自然哲学者附会，要亦有至理存焉。故吾人服膏滋药剂，宜于秋冬而不宜于春夏，取其易于受纳，而得遂其营养之作用也。但怯弱证候，固不限于秋冬有之；则膏滋之方，于春夏时期亦未始不可施用，但终不若秋冬之获效伟大也。

膏方之煎熬

药剂之煎熬合法与否，与功效之巨细大有关系。如羚羊、犀角、石决等，均须先煎，因其性不易出也；薄荷、蔻仁、钩藤等，均须后入，因其气易消散也。他如人参等贵重之品，更须另煎冲服，免

---

① 利赖：依靠。

致耗费。其余膏方之煎熬，此等手续亦不可废。然此等手续，药肆伙友类 ① 能知之。而独怪世之服膏方者，恒完全付托于药肆伙友。在彼不失小节者固多，而贪利图倖 ② 者，要亦不免。于是以伪乱真者有之，以次充上者有之，及煎成膏，各物混合，谁得而知之，又谁得而辨之？若此之类，尚有滋益之效乎？因其不效，遂障碍服者之健康，更疑及医家之技拙。此实煎熬时所不容不注意者也。

膏方之服食

考药之有膏，见上古《内经》"痈疽篇"曰：痈发于嗌中，名曰猛疽。其化为脓者，泻则合豕膏冷食。豕膏者，以豕油、白蜜煎炼者也。所以便噙在口中，缓缓咽下，为治上焦病之法。所谓病在上者，服药不厌频而少也。今之膏方，则治久病及弱证，汤调而顿服，与古法异矣。惟其与古法异，是故对于次数、时间诸端，亦应另订章则。通常次数每日以两度为准，用量每次以一匙为准，时间则以空腹为宜，取其易于消化也。若有服膏方后，易于泄泻或胀满者，此必肠胃虚而滋阴之药太重，可酌加砂仁以救济之；易于口渴或目赤者，此必阴分虚而补阳之药太重，可以菊花茶冲服以救济之。法外之法，亦不可不知。

膏方之禁忌

膏方之禁忌，可分为二：一为疾病方面，一为饮食方面。所谓疾病方面者，倘偶感外邪，形寒、发热、咳嗽，或内停食滞，腹痛、

---

① 类：皆；大抵。

② 倖（音 xìng）：希图得到非分的财物。

胀满、泄泻等，则宜暂时停止服药调理，恐峻补其邪，酿成后患也。饮食方面者，药有克制，必须避免。世俗服膏方后，菜蔬不食莱菔，饮料不用茶叶，其一例也。总之，对于攻伐消克，务宜留意耳。此外，如在大病之后，胃纳不旺者，忌食腥膻油腻之品；宿有一切咳、咯、吐血及便血、尿血等症者，忌辛热燥烈之品，余均随时消息。苟能谨谨遵守，获效自倍。盖人之于胃，犹之盆水，投红色则水变红，投蓝色则水变蓝，投黄黑之色则水变黄黑。岂有食辛热沉寒、生冷炙煿、肥甘诸物，而脏腑不呈异状者？又况羸弱之体，正气之抗拒力已弱，而食与病绝对之物，更有不发生冲突者乎？

膏方之经验

余治医无所似，而蒙病家以善调理延誉，于是每岁之来乞膏方去者恒数十人。兹摭经验所得，聊备采择。第一须识消长之机。夫人身不外气血，气血不外阴阳，阳盛则阴衰，阴盛则阳衰。故见阳衰之证，即须推其何以阳衰；阴衰之证，即须推其何以阴衰，施补庶能入彀[1]。第二须识相互之机。气虚补气，血虚补血，绳墨也。然少火生气，气能摄血。故补气而不补火，补血而不补气，决难尽其能事。第三须识开阖之机。天地不外开阖，用药不外补泻。补正必兼泻邪，邪去补自得力。设或一味蛮补，终必酿成灾殃。能悟上述三者之妙，临诊处方，自有左右逢源之药。余治刘姓妇白带、沈其纲痰饮、黄明玺胀满，人皆引数病无补法，而以服膏方为戒；然卒因以蠲除痼疾，盖能识其机也。总之，治病之要，在求其本。所谓

---

① 入彀：非常投合。

本者，即发病之主因也。能制其主因，则一切枝节不治自愈。而立膏方，尤须寻其衰弱之根源与疾痾之枢纽，则功效易著，遗患可免。《淮南子》曰：所以贵扁鹊者，知病之所从生也。王应震曰：见痰休治痰，见血休治血。无汗不发汗，有热莫攻热。喘生休耗气，精遗不涩泄。明得个中趣，方是医中杰。真知本之言也！然而环顾医林，其能悟此旨者，果几辈耶？

下编　选　方

咳嗽

刘左。肺为华盖，位在上而其气主降；肾主封藏，位在下而其水宜升。所以升降相因，肺肾交通，而呼吸以匀。胃为中枢，为十二经之长，主束筋骨而利机关。脾弱湿困，胃为渊薮，中州湿盛，则肺降被阻。此稍一感触，辄发咳嗽之微理也。胃湿蕴聚，则胃气不和。胃病则机关、脉络不和，时为身痛。湿不自生，脾失运化而始生；脾不自运，气机鼓舞而始运。然则致病者，湿也；生湿者，脾也；脾之不运而生湿者，气也。吴仪洛云：脾健运则湿自除。又云：气旺则痰行水消。洵①哉斯言也！拟补气运湿为主，但调摄之方，自当顾及肝肾，择其不滞者投之，方为妥善。

炙绵芪四两	制首乌切，四两	杭白芍酒炒，一两五钱
龟板胶一两二钱	别直参二两，另煎，冲	大生地姜汁炒成炭，四两
扁豆子二两	枳实一两	奎党参三两
炒杞子三两	炒山药二两	厚杜仲三两
云茯苓四两	於潜术炒，三两	生姜汁三钱，冲入
霞天曲炒，二两	鹿角胶一两五钱	川断肉三两
海蛤粉三两	炙黑草五钱	冬瓜子二两

---

① 洵：诚然，实在。

木猪苓_{二两}	生熟薏仁_{各二两}	怀牛膝_{酒炒，三两}
巴戟肉_{一两}	左秦艽_{一两五钱}	制半夏_{四两}
泽泻_{一两五钱}	潼沙苑_{盐水炒，一两一钱}	桑寄生_{酒炒，三两}
陈广皮_{二两}		

上药共煎浓汁，文火收膏。每晨服一调羹，开水冲挑。

鲍左。自幼即有哮咳，都由风寒袭肺，痰滞于肺络之中，所以隐之而数年若瘳，发之而累年不愈。今则日以益剧，每于酣睡之中，突然呛咳，由此而窜，窜而频咳，其咯吐之痰却不甚多。夫所谓袭肺之邪者，风与寒之类也。痰者，有质而胶黏之物也。累年而咳不止，若积痰为患，何以交睫而痰生，白昼之时，痰独何往哉？则知阳入于阴则卧，阴出之阳则窜。久咳损肺，病则不能生水，水亏不能含阳，致阳气欲收反逆，逆射太阴，实有损乎本元之地矣。拟育阴以配其阳，使肺金无所凌犯，冀其降令得行耳。

炒黄南沙参_{四两}	炒松麦冬_{一两五钱}	云茯苓_{四两}
海蛤壳_{打，五两}	川贝母_{去心，二两}	款冬花_{蜜炙，一两}
蜜炙橘红_{一两}	炒香玉竹_{三两}	蜜炙紫菀肉_{二两}
甜杏仁_{去皮，水浸，打，绞汁，三两}		代赭石_{煅，四两}
川石斛_{三两}	牛膝炭_{二两}	
杜苏子_{五两，水浸，打，绞汁，冲入}		百部_{蜜炙，二两}

共煎浓汁。用雪梨汁二斤，白蜜二两同入，徐徐收膏。

痰饮

张左。每冬必咳，气急不平，天暖则轻，遇寒则甚，此阳虚留饮为患。阳为天道，阴为地道，人生贱阴而贵阳。经云：阳气者，若天与日，失其所则折寿而不彰者也。素体阳虚，脾肾两病，肾虚水泛，脾虚湿聚，水湿停留，积生痰饮，年深不化，盘踞成窠，阻塞气机，据为山险，上碍肺金右降之路，下启冲气上逆之机，不降不纳，遂为气急。饮为阴邪，遇寒则阴从阳属，虎借风威；遇暖则阴弱阳强，邪势渐杀矣。痰饮生源于土湿，土湿本源于水寒，欲化其痰，先燥土湿；欲燥土湿，先温水寒。书所谓"外饮治脾，内饮治肾"也。肺主气，胃为化气之源，肾为纳气之窟。肺之不下降，责之胃纳；肾之不纳，责之火衰。欲降其肺，先和其胃；欲纳其肾，先温其阳。书所谓"上喘治肺，下喘治肾"是也。证属阳虚，药宜温补。今拟温肾纳气，温肾则所以强脾；和胃降逆，和胃功兼肃肺。但得土温水暖，饮无由生；胃降金清，气当不逆；气平饮化，咳自愈矣。证涉根本，药非一蹴能几^①；治仿前贤，方乃三思而定。略述病由，以便裁夺。

别直参三两	云茯苓四两	於潜术三两
清炙黄芪三两	清炙草八钱	炙远志肉一两
大熟地四两	川桂枝六钱	五味子八钱，淡干姜四钱，同捣
熟附块一两	川贝母三两	甜光杏三两
蛤蚧尾五对，酒洗	砂仁末八钱	范志曲三两
陈广皮一两	仙半夏三两	旋覆花一两五钱，包
代赭石四两，煅	补骨脂二两	核桃肉二十枚，二味拌炒
炙白苏子二两	淮山药三两	山萸肉三两
福泽泻一两五钱	厚杜仲三两	川断肉三两
甘杞子三两		

---

① 几：及：达到。

上药煎四次，取极浓汁，加鹿角胶四两，龟板胶四两，均用陈酒炖烊，白冰糖半斤，熔化收膏。每早服三钱，临卧时服三钱，均用开水冲服。如遇伤风停滞等，暂缓再服可也。

张右。高年气血两亏，营卫之气，不得宣通，遍身脉络抽掣，四肢不遂。腹为至阴，脏阴亏损，则脏络不和。运动之机，不能灵转，腹中常常拘急。下虚不摄，冲阳逆升，痰饮泛逆，气喘痰多，有时并发。营气不行，虚风自动。气可以补，血可以养，脉络可以宣，痰饮可以化。无如古稀之年，气血有亏无长，惟有循理按法，尽力之当尽而已。

大生地姜汁炒，八两	刮白炙元武板八两	大玄参八两
粉丹皮一两	大天冬三两	炒杞子三两
生杜仲三两	奎潞党二两	薄橘红一两
虎胫骨二两，酥炙、研细、和入		生蒺藜去刺，二两
杭白芍酒炒，一两五钱	炒萸肉一两五钱	酒炒淮牛膝三两
炒络石藤二两	制西洋参二两	煅磁石三两
酒炒丝瓜络一两五钱	酒炒全当归一两五钱	白茯苓三两
咸秋石六钱	炒宣木瓜一两五钱	海蛤粉包煎，四两
川贝母去心，二两	煨天麻一两五钱	制半夏一两五钱

上药宽水①煎三次，沥去渣，再煎极浓。用陈阿胶三两，桑枝膏五两，溶化冲入收膏。每晨服六七钱，开水冲挑。

吴右。产育频多，木失涵养，风木上干胃土，中州不舒，胃纳因而日少，甚则涎沫上涌，有似湿从上泛之象。非湿也，正与"厥阴篇"中"肝病吐涎沫"之文相合。时辄不寐，所谓胃不和则卧不

---

① 宽水：多量的水。

安也。然阳明之气不衰，风木虽从上干，胃气自能抵御，何至土为木乘乎？阳明以通为用，则是通补阳明、平肝和胃，为开手第一层要义。宜先用通补煎剂以治肝胃，俟胸宽纳谷渐增，再以膏剂养肝之体，庶为得体。

人参须_{另煎，冲入}①　制首乌_{三两}　厚杜仲_{二两}

阿胶珠_{一两五钱}　枳实_{一两}　制半夏_{一两五钱}

白归身_{酒炒，三两}　川断肉_{二两}　炙黑草_{五钱}

广陈皮_{二两五钱}　炒杞子_{二两}　木瓜皮_{炒，二两}

左牡蛎_{六两}　煅龙齿_{三两}　生於术_{一两五钱}

酒炒杭白芍_{二两}　白茯苓_{四两}　白蒺藜_{炒，去刺，三两}

炒枣仁_{炒②，三两}　奎党参_{二两}

上药宽水煎三次，滤去渣，加纹冰三两，收膏。每晨服一调羹，开水冲挑。

吐血

王左。劳伤中气，火载血行，血从上溢，失血成杯而至。治以清理胃气，和营降火，血得循止。然一涉劳勚③，又复带红。此络未坚固，中气未复，故一经火动，血即随之。拟益其中气，清其肺脏，补其肾水。中气足则火莫能犯，肺气清则木不妄动，肾水足则火有所制矣。

炙绵芪_{二两}　炙生地_{五两}　茜草炭_{一两}

赤白芍_{各八钱}　泽泻_{二两}　西潞党参_{三两}

---

① 人参须：剂量原脱。
② 炒：疑衍，或当作"研"。
③ 勚（音 yì）：劳苦。

龟甲心_{刮白，炙，五两}　　川石斛_{四两}　　　　炒黑丹皮_{一两}

制西洋参_{二两}　　　炒牛膝_{三两}　　　　生山药_{四两}

生扁豆衣_{四两}　　　炒麦冬_{二两}　　　　川贝母_{二钱}

茯苓神_{各二两}　　　真阿胶_{二两，溶化，冲入}

上药共煎浓汁收膏。每晨服一调匙。

遗精

王左。肾为阴，主藏精；肝为阳，主疏泄。故肾之阴虚，则精不藏；肝之阳强，则气不固。所谓阳强者，即肝脏所寄之相火强耳。乙木之阳不潜藏，甲木之阳乃漂拔，怵惕恐怖，甚至遗精。进以滋阴八味，病之大势遂定。以阴中伏热，由此而泄耳。然诸恙虽平，而遗精数日必发，发必有梦。皆由病盛之时，肝阳相火内吸，致肾阴虚而真水不能上承，心气虚而心阳辄从下坠。阳性本上，宜使之下；阴性本下，宜使之上。今阳下而阴不上，遂令阳不能收，阴不能固。遗精之来，大率为此。拟补气以收心阳，壮①水以升肾阴。即请正之。

炙绵芪_{四两}　　　　炙熟地_{三两}　　　　鸡头子_{二两}

煅龙骨_{三两}　　　　煅牡蛎_{四两}　　　　台参须_{一两三钱，另煎，冲入}

炙生地_{四两}　　　　生山药_{三两}　　　　龟板胶_{化入，三两}

奎党参_{三两}　　　　潼沙苑_{盐水炒，三两}　　桑螵蛸_{炙，二两}

於潜术_{炒，二两}　　　茯苓神_{各一两五钱}　　大天冬_{二两}

萸肉炭_{一两五钱}　　　柏子仁_{去油，二两}　　清阿胶_{化，三两}

---

① 壮：原作"肚"，据文义及字形改。

甘杞子三两　　　　生熟草各四钱　　　　杭白芍酒炒，一两五钱

大麦冬去心，二两　　酸枣仁二两　　　　肥知母去毛，炒，二两

远志肉八钱　　　　益智仁一两　　　　龙眼肉三两

上药共煎浓汁，入水再煎，连煎三次，去枯渣，收膏。或加白冰糖三四两，熬至滴水成珠为度。每晨服一调羹，开水冲挑。

徐左。夫精、气、神者，人身之三宝也。论先天之生化，则精生气，气生神；论后天之运用，则神役气，气役精。人身五脏，各有所藏。心藏神，肾藏精。精藏于肾，而主于心；心君泰然，肾精不动，是为平人。尊体气阴两亏，坎离失济，心虚易动，肾虚不藏。神动于中，精驰于下，此梦遗旧恙所由起也。递进膏滋，遗泄渐减，药能应手，未始无功；惟是补牢已晚，亡羊难复。久遗之后，肾阴大伤。肾者主骨，骨中有髓，肾之精也；腰为肾之外候，脊乃肾之道路。肾精走失，骨髓空虚，脊痛腰痠，在所必见。肝为乙木，中寄阳魂；胆为甲木，内含相火。肾水既亏，岂能涵木？木失所养，水走火飞，相火不能潜藏，肝阳易于上亢。清空不空，则为头眩；清窍阻塞，则为耳鸣。阴虚于下，火浮于上，上实下虚，亦势所必然矣。症势各类，治本一途，挈要提纲，补精为重。补精必安其神，安神必益其气，治病必求其本也。壮水以涵其木，滋阴以潜其阳，子虚补母，乃古法也。仍宗前意，再订新方。补气安神，育阴固泄，仿乙癸同源之治，为坎离固济之谋。复入血肉有情，填益精髓，复元精之走失，补奇脉之空虚，为日就月将之功，作一劳永逸之计。是否有当，即正高明。

台参须一两五钱　　　潞党参三两　　　　大熟地六两，砂仁拌

炙绵芪四两　　　　炒淮药二两　　　　朱茯神三两

酸枣仁三两	炙远志肉一两	清炙草六钱
明天冬二两	大麦冬二两	厚杜仲三两，盐水炒
甘杞子二两	川断肉二两，盐水炒	桑椹子三两
制首乌四两	陈广皮一两	仙半夏二两
北秫米三两，炒，包	宁子淡①四两	煅牡蛎四两
紫贝齿四两	紫石英三两	胡桃肉二十枚，盐水炒，去紫衣
五味子六钱	金樱子一两，包	剪芡实三两
川黄柏一两	熟女贞二两	猪脊髓二十条，酒洗
红枣四两	鳔胶二两，溶化收膏	

上药煎四次，取浓汁，加龟板胶四两，清阿胶四两，均用陈酒炖烊，再将鳔胶和入白纹冰半斤，溶化收成膏。每早晚各服二匙，均用开水化服。如遇外感，暂停。

吴左。向有遗精，有时气从上冲，则心悸惊怖，不由自主，甚则头晕，满面作麻，牵及四肢。叠投壮水潜阳，甚合病机。足见阴精内亏，坎中之阳不藏。少阳内寄相火，冲阳上逆，则胆木撼动，阳得化风上旋。宜以柔养镇静之品，俾水中之火不致飞越，阴精自臻固摄耳。

大熟地六两	奎党参三两	湖莲肉二两
大生地四两	生於术二两	甘杞子三两
炒芡实二两	大麦冬二两	潼沙苑三两
煅龙骨三两	金石斛擘开，三两	粉丹皮一两五钱
女贞子酒蒸，二两	生熟草各三钱	山萸肉炒，一两五钱
柏子仁去油，一两五钱	生牡蛎八两	建泽泻一两

---

① 宁子淡：宁波产的淡菜。

杭白芍_{酒炒，一两五钱}　　缩砂仁_{七钱，另煎，和入}　　生山药_{二两}

淡秋石_{四钱}　　　　　鱼鳔胶_{二两}

白冰糖三两收膏。每晨服一调羹。

鲍左。遗泄频来，数年不愈。每至遗后，饮食转增；若暂止之时，饮食转退。盖脾胃之运化，原藉命火之蒸变而为出入。肾水有亏，坎中之阳，不能潜藏，拟以介类潜之。

生地炭_{三两}　　　　　炒鸡头子_{二两}　　　　酒炒女贞子_{二两}

元米炒西党参_{三两}　　熟地炭_{四两}　　　　　旱莲草_{二两}

炒山药_{二两}　　　　　朱茯神_{三两}　　　　　煅龙骨_{三两}

牡蛎_{盐水煅，四两}　　　潼沙苑_{二两}　　　　　炒於术_{一两五钱}

金色莲须_{六钱}　　　　龟甲心_{刮白，炙，八两}　　柏子仁_{勿研，二两}

远志肉_{七钱}　　　　　大淡菜_{三两}

上药煎汁，收膏。

董左。心火炎上，水从下吸，斯火不上腾；肾水就下，火从上絜^①，斯水不下沦。水之与火，两相交济者也。每至心事急迫，辄气从下注，有似阴精欲泄之象，皆由心肾两虚，不能相济。时为眩晕，亦阴不足而阳上升也。拟交补心肾，参以息肝。

人参须_{五钱，另煎，浓汤和入}　大熟地_{七两}　　　　远志肉_{炒，六钱}

柏子霜_{二两}　　　　　奎党参_{五两}　　　　　元武板_{炙，十两}

潼沙苑_{盐水炒，三两}　　山萸肉_{一两五钱}　　　生熟於术_{各②二两}

煅龙骨_{三两}　　　　　鸡头子_{炒，三两}　　　杭白芍_{酒炒，一两半}

黑豆衣_{三两}　　　　　制首乌_{四两}　　　　　炙绵芪_{三两}

生牡蛎_{四两}　　　　　池菊花_{一两}　　　　　炒山药_{三两}

---

① 絜（音 xié）：通"挈"，提持。

② 各：原缺，据格式补。

炙黑草七钱　　　当归炭二两　　　甘杞子三两

白茯苓三两　　　炒枣仁研，一两五钱　泽泻盐水炒，一两

阿胶三两

冰糖三两收膏。

眩晕

任左。上则眼目昏花，下则阳道不通，有时火升面热，稠厚之痰从喉间咯出。或谓真阳式微，阳道闭塞，则眼目昏花；火升面热，又系阴虚阳升明证。如以阳道不通与火升目花分为两途，则欲养其阴，必制阳光；欲助阳光，必消阴翳。未利于此，先弊于彼矣。或者阴阳并虚，水火皆乏，庸^①有是理。然果水火皆乏，安能形气皆盛、起居无恙乎？细察阳道不通，断非阳衰不振，实缘肾水不足，虚阳尽越于上，阳不下降，所以阳道不通。与阳气衰乏者，判如霄壤也。脉象弦大，尤为阳气有余之征。拟每晨进育阴以潜伏阳气，每晚进清化痰热。备方如下：

大生地六两　　　制首乌四两　　　生甘草七钱

大熟地四两　　　黑豆衣三两　　　大天冬二两

生牡蛎四两　　　煅磁石三两　　　大麦冬二两

海蛤粉四两　　　川石斛四两　　　奎党参四两

生山药三两　　　浙茯苓三两　　　川贝母二两

西洋参二两　　　甘杞子三两　　　大元参三两

生於术二两　　　粉丹皮二两　　　女贞子酒蒸，三两

石决明打，四两　　池菊花一两五钱　橘红盐水炒，一两

---

① 庸：大概，也许。

酒炒白芍一两五钱　　　潼沙苑盐水炒，三两　　　牛膝盐水炒，三钱

泽泻一两五钱

上药煎三次，去渣，用清阿胶三两，龟板胶三两，鱼鳔胶二两，溶化冲入收膏，每晨服一调羹。再另用陈海蜇三斤，洗极淡，用清水煎烊，渐渐收浓，加荸荠汁六两冲入，更加白冰糖二两收膏。每晚将卧时服半调羹，俱用开水冲挑。

薛左。平素痰多，渐起眩晕。始清痰热，未能速效。继进育阴以潜阳气，眩晕才得退轻。盖脾为生痰之源，胃为贮痰之器。升降之机：肝合脾，主左升；胆合胃，主右降。惟胃有蕴聚之痰，斯胆失下行之路，于是甲木生火，火即化风，久之而水源亦耗。所以育阴之剂，获效于后也。宜循经验之法调理。

炙生地五两　　　　　奎党参三两　　　　　粉丹皮二两

滁菊花一两　　　　　黑元参二两　　　　　生於术一两

杭白芍酒炒，一两五钱　广橘红一两　　　　　竹沥半夏一两五钱

生甘草五钱　　　　　萸肉炭一两　　　　　川石斛三两

生牡蛎四两　　　　　茯苓块二两　　　　　南花粉一两五钱

川贝母去心，一两五钱　海蛤粉三两，包煎　　　大天冬二两

石决明打，四两　　　　煨天麻一两五钱　　　肥玉竹二两

白蒺藜去刺，炒，三两　泽泻一两五钱

上药宽水煎三次，去渣，再煎极浓。用清阿胶、龟板胶溶化，冲入收膏。每晨服一调羹，开水冲挑。

秦左。阴亏不能制木，木旺化风，风壅阳络，头痛时作时止，风性鼓荡，心中怔悸。冲龄①正在生发之秋，何至阴亏致疾？盖其阳气日充，禀先天不足之躯，阴即不能配合阳气，相衡之下，不能相

_____

① 冲龄：幼年。

偶者，即形其相绌也。宜壮水之主，以配阳光。

大熟地三两	川芎一两	茯苓二两
酸枣仁炒，打，二两	石决明打，三两	大生地三两
炒杞子二两	泽泻一两五钱	元武板十两
生甘草三钱	炒香玉竹二两	酒炒杭白芍一两五钱
桑叶一两五钱，另煎，冲入	广皮一两	上党参三两
炙鳖甲七两	炒菊花一两	黑山栀二两
煅牡蛎三两	白归身二两	大有芪盐水炙，二两
粉丹皮二两	野於术一两五钱	盐水炒潼沙苑三两
黑大豆二两	龙眼肉二两	

共煎浓汁，加真阿胶三两，溶化冲入收膏。

耳鸣

黄左。痰热有余，甲木少降，乙木过升，致痰生热，热生风，为耳鸣，为重听。胃为中枢，凡风阳必过阳明而后上旋。阳明为十二经之总司，所以肩臂背肋[1]不时注痛，所谓下虚而上实也。拟壮水育阴，以涵肝木，而以清化痰热参之。

大生地八两	净柴胡七钱，另煎汤，收膏时冲入	白蒺藜三两
生山药二两	西洋参四两	龟板胶四两，溶化，冲入
清阿胶二两，溶化，冲入	炒杞子三两	橘红盐水炒，一两
竹沥五两，滴入姜汁三分，冲		茯苓各[2]一两
枳实一两	大麦冬四两	橄榄膏五两，冲入
上绵芪盐水炒，二两	竹沥半夏二两	稽豆衣三两

---

① 肋：疑当作"胁"。

② 各：疑衍。

328

粉丹皮二两　　　　　奎党参四两　　　　　黑山栀二两

煅磁石四两　　　　　怀牛膝盐水炒，三两　　杭白芍酒炒，三两

泽泻一两五钱　　　　秦艽一两五钱

上药共煎浓汁，加白蜜三两，冲入收膏。每晨服一调羹，开水冲挑。

失眠

蒋左。心主灵明，胆主决断。灵明所至，虽虚幻之境，可以意构；惟有胆木决断乎其间，一举一动方能合节。今诊脉象细弦，关部坚硬，人迎浮露，舌苔薄白，良以营分不足，木少滋濡，厥阳上升，甲木漂拔，失其决断之职，神情为之妄乱，目不交睫，刻下难臻平定，而腹撑头晕，还是木旺见端。拟平肝宁神，交通水火。

大生地四两　　　　　制洋参二两　　　　　玄武板三两

金铃子二两　　　　　白归身二两　　　　　煅龙齿二两

制香附四两　　　　　制半夏三两　　　　　缩砂仁八钱

白蒺藜二两　　　　　上党参三两　　　　　新会皮一两

小青皮一两　　　　　厚杜仲三两　　　　　炒牛膝二两

川断肉三两　　　　　沉香曲三两　　　　　远志肉五钱

石菖蒲四钱　　　　　朱茯神二两　　　　　杭白芍一两五钱

野於术一两二钱　　　枳实一两，二味同炒　　辰砂拌麦冬一两五钱

菊花一两

上药如法，共煎浓汁，连煎三次后去渣，将药汁徐收，再用真阿胶三两溶化，冲下收膏。每日清晨冲服三钱。

罗左。始患痔漏，继则不寐。痔漏伤阴，阴伤及气，气阴不足，

气不能配阳,阴虚及阳,故为不寐。不寐之因甚多,而大要不外乎心肾。离中一阴,是为阴根,阴根下降,是生水精;坎中一阳,是为阳根,阳根上升,则为火母。坎离交济,水火协和。阳入于阴,则为寐;阳出于阴,则为寤也。肾阴不足,水不济火,心火不能下通于肾,肾阴不能上济于心,阳根①不升,水精不降,阴阳不交,则为不寐,此不寐之本也。肝为乙木,内寄阳魂;胆为甲木,内含相火。平人夜卧,魂归于肝,阳藏于阴也。肾阴亏耗,水不涵木,肝不能藏其阳魂,胆不能秘其相火,神惊火浮,亦为不寐,此不寐之兼见也。离处中宫,坎居下极。位乎中而职司升降者,脾胃也。胃以通为补,脾以健为运。脾失健运,胃失流通,中宫阻塞,不能职司升降,上下之路隔绝,欲求心肾之交,不亦难乎! 故经云:胃不和则卧不安。胃不和者,不寐之标也。道书云:离为长女,坎为少男。而为之媒介者,坤土也,是为黄婆。其斯之谓乎! 错综各说,奇偶制方。益气以吸阳根,育阴以滋水母,升戊降己,取坎填离;益气即所以安神,育阴亦兼能涵木,标本同治,以希弋获。是否有当,即正高明。

清炙绵芪四两	上潞党参四两	大生地四两
抱茯神三两,朱砂拌	大熟地四两	炙远志肉一两
清炙草六钱	酸枣仁三两	仙半夏二两
北秫米三两,包	明天冬一两五钱	大麦冬一两五钱
炒淮药二两	甘杞子二两	生牡蛎四两
广橘白一两	白归身三两	大白芍三两
花龙骨二两	青龙齿二两	紫石英三两
炙鳖甲三两	川石斛三两	马料豆三两

---

① 阳根:原作"阳精",据文义改。

潼蒺藜三两　　　紫丹参二两　　　川贝母二两，另去心，研末收膏

制首乌六两　　　合欢花一两五钱　　莲子二两

红枣六两　　　　鸡子黄十枚，另打，搅收膏

上药煎四次，取浓汁，加龟板胶四两，清阿胶四两，均用陈酒炖化，白冰糖半斤熔化，再将川贝、鸡子黄依次加入，搅和收膏。每早晚各服二匙，均用白开水冲服。

多寐

盛左。脉象濡滑，左尺少力，右尺沉细。壮盛之年，虽不至疾痛缠绵，而神情疲弱，时多迷睡。考《伤寒》六经，惟"少阴篇"有"欲寐"之文。良由命阳不振，阴浊弥漫，胸中阳气失旷。宜于调摄之中，仍寓扫荡阴霾之意，庶与"少阴篇"之章旨符合也。

炙绵芪四两　　　制半夏三两　　　　别直参二两，另煎，冲入

菟丝子盐水炒，二两　炒杞子三两　　　　厚杜仲三两

潼沙苑盐水炒，二两　大生地姜汁炙，三两　奎党参二两

熟附片七钱　　　杭白芍酒炒，一两五钱　破故纸盐水炒，三两

广橘红一两三钱　　淡苁蓉一两五钱　　　制首乌切，六两

炒於术二两五钱　　山萸肉一两五钱　　　淡干姜五钱

白茯苓三两　　　炙黑草六钱　　　　　枳实八钱

肥玉竹二两　　　泽泻二两五钱　　　　霞天曲炒，二两

陈阿胶二两，溶化，冲入　血鹿片三钱，另煎，冲，渣焙干，研末和入

上药宽水煎三次，去渣，再煎极浓，加白冰糖二两收膏。每晨服一调羹，开水冲挑。

厥证

蒋右。形体苍瘦，阴虚多火之质。春升之令，忽然发厥，当时神情迷惯，顷之乃醒。前诊脉弦微滑，良以相火风木司年，又当仲春升泄之时，阴虚之人，不耐升发，遂致肝脏之阳气一时上冒，故卒然而厥也。调理之计，惟益其阴气，使之涵养肝木，参鳞介之属，以潜伏阳气。

炙熟地三两	西党参四两	小黑豆三两
煅龙骨三两	炒牛膝二两	炙生地三两
煅牡蛎三两	生鳖甲六两	煅决明四两
泽泻一两五钱	龟甲心刮白，炙，八两	白归身炒，二两
杭白芍酒炒，一两五钱	粉丹皮一两五钱	女贞子酒炒，三两
炒於术一两五钱		

上药如法，共煎浓汁，滤出渣，入水再煎，去枯渣，独取浓汁，炭火收膏，藏磁器内。每晨服一匙，开水冲挑。

痞满

沈右。肾水不足，厥阳有余，上冲胃土，则胃气不降，中脘痞满。历投苦辛通降及镇逆诸法，渐得舒畅。夫六腑以通为用，似不宜更进阴柔。然胃之不降，木犯之也，木之所以上犯，刚太过也。涵木者水也，肾为起病之源，胃乃传病之所。所以胃既通降，即进柔养，其少寐易汗等症，次第而退也。服食调摄，宜踵①此扩充。

---

① 踵：跟随。

大生地_{姜汁炒，五两}	制首乌_{五两}	炙熟地_{三两}

大生地<small>姜汁炒，五两</small>　制首乌<small>五两</small>　炙熟地<small>三两</small>

白蒺藜<small>盐水炒，一两</small>　生於术<small>一两五钱，用木香四钱煎汤</small>

煅龙骨<small>三两</small>　潼沙苑<small>盐水炒，一两</small>　小兼条参钱^①<small>，另煎，冲</small>

柏子仁<small>去油，二两</small>　缩砂仁<small>六钱，另研，调入</small>　川贝母<small>一两五钱</small>

光杏仁<small>打，三两</small>　酒炒归身<small>二两</small>　木瓜皮<small>炒，一两</small>

夜交藤<small>三两</small>　橘皮<small>一两</small>　酒炒白芍<small>一两五钱</small>

干枇杷叶<small>去毛，包，三两</small>　甘杞子<small>三两</small>　煅牡蛎<small>四两</small>

炒山药<small>三两</small>　茯神<small>二两</small>　干苁蓉<small>一两五钱</small>

姜半夏<small>一两五钱</small>　生熟草<small>各三钱</small>　炒枣仁<small>研，二两</small>

厚杜仲<small>三两</small>　炒枳壳<small>八钱</small>　泽泻<small>一两五钱</small>

上药煎三次，去渣，再煎极浓。用阿胶三两，龟胶二两，鹿角胶八钱溶化冲入，加白冰糖收膏。清晨服六七钱，渐渐加至一两，开水冲挑。

杨右。气滞则腹满，阳升则偏左头痛，而眩晕耳鸣。气何以滞？生升之性，不能遂其扶苏条达也。阳何以升？刚脏而失涵濡，所以在下则为气，在上则为阳矣。宜养其体之不足，而疏其用之有余。

大生地<small>砂仁炙，四两</small>　尝^②首乌<small>切，六两</small>　制香附<small>打，二两九钱</small>

泽泻<small>一两</small>　大熟地<small>砂仁炙，五两</small>　奎党参<small>四两</small>

桑叶<small>一钱五分，另煎，冲入</small>　厚杜仲<small>三两</small>　白归身<small>酒炒，二两</small>

生於术<small>一两五钱，木香五钱，煎收</small>　白蒺藜<small>炒，去刺，三两</small>

炒山药<small>三两</small>　粉丹皮<small>二两</small>　川断肉<small>二两</small>

黑豆衣<small>二两</small>　朱茯神<small>三两</small>　杭白芍<small>酒炒，三两</small>

---

① 钱：剂量原脱。

② 尝：疑误。

金铃子切，二两　　　川芎蜜水炒，一两　　　新会皮一两二钱

生熟甘草各三钱　　　滁菊花一两　　　　　酸枣仁炒，研，二两

麸炒枳壳一两　　　　炒杞子三两

上药如法，宽水煎三次，再煎极浓。用清阿胶三两溶化冲入，白冰糖二两，文火收膏。每晨服一调羹，开水冲挑。

瘕聚

梁右。左脐旁瘕聚已久，发则攻筑，为痛为胀，偏右头疼，略一辛劳，辄绵绵带下。良以木郁不条达，厥阴之气，滞积成形，下为瘕聚，上为乳病。木旺而阳气上升，是为头痛；冲气不和，则奇脉不固，以致脂液渗泄。木郁宜舒，而肝为刚脏，其体宜柔，从养血之中，参疏肝调气法。

大熟地五两　　　　　奎党参四两　　　　　清阿胶四两，溶化，冲入

龟板胶三两，溶化，冲入　大生地六两　　　　炒杞子三两

青皮蜜水炒，一两五钱　白蒺藜炒，去刺，三两　全当归酒炒，一两五钱

黑豆衣三两　　　　　小茴香炒，八钱　　　制香附研，一两

杭白芍酒炒，二两　　制首乌切，五两　　　麸炒枳壳一两

柏子仁去油，三两　　川芎一两　　　　　金铃子切，一两

茯神三两　　　　　　山栀姜汁炒，二两　　滁菊花一两

厚杜仲三两　　　　　肥玉竹三两　　　　炙甘草七钱

龙眼肉四两　　　　　淮小麦四两　　　　酸枣仁炒，研，二两

大南枣五两

上药共煎浓汁，加白蜜三两，冲入收膏。每晨服一调羹，开水冲挑。

龟背

徐左。任行于前，督行于后。又：督脉者，所督护气血经络者也。龟背高凸，先天禀赋有亏；两膝膑时作痠痛，肝肾之空乏已甚；神疲力少，时或凛热，亦固其宜矣。治宜大益肝肾，并补八脉。

大熟地姜汁炒，四两	炒杞子二两	茯苓二两
炒牛膝二两	炙草三两	大生地煎汁，炒，二两
大有芪三两	制半夏二两	金毛脊去毛，切，三两
白归身炒，一两五钱	杭白芍酒炒，二两	东洋参炒，二两
川断肉二两	新会皮一两	干苁蓉一两
泽泻一两五钱	野於术二两	厚杜仲二两
熟地片三两	粉丹皮一两	炒山药二两
山萸肉一两	制首乌三两	盐水炒菟丝子二两

上药煎浓汁，加龟板胶二两，真阿胶二两，鹿角胶三两，收膏。

调经

林右。阴分久亏，木失涵养，肝强木燥，生火生风。阴血为热所迫，不能固藏，经水反多，甚至一月再至，营血由此更亏。阳气化风，上旋为头晕，撼扰神舍为心悸，为火升轰热，诸虚象杂陈。脉形弦细，左部涩弱，且有数意。阴弱阳强，急宜养血益阴，以配合阳气，庶不致因虚致损，因损不复耳。

大生地五两	西洋参三两	酸枣仁炒，研，二两
厚杜仲三两	茯神二两	大熟地三两
奎党参四两	潼沙苑盐水炒，三两	樗白皮炒黑，一两五钱

制首乌三两	生於术二两	大天冬四两
川石斛四两	生山药三两	柏子仁去油,二两
乌贼骨炙,四两	当归炭一两五钱	粉丹皮一两五钱
炒萸肉一两	大麦冬二两	旱莲草二两
池菊花七钱	地骨皮二两	杭白芍酒炒,二两
细子芩一两五钱,防风七钱,汁收入		香附蜜水炒,一两五钱
黑豆衣三两	橘白七钱	女贞子酒蒸,二两
生熟草各四两		

上药宽水煎三次，去渣，再煎极浓。加清阿胶三两，龟板胶三两，溶化冲入收膏，以滴水成珠为度。每晨服一调羹，开水冲挑。

白带

孙右。久带不止。液耗阳升，头旋眩晕；肝肾空乏，足膝作痠。带脉者，如带之围绕，为一身之约束。带脉有损，则脾胃之湿由此渗溢，脂液由此俱耗。宜补益中气，兼摄脾肾。

炙绵芪三两	炙熟地五两	菟丝子盐水炒①,三两
破故纸盐水炒,二两	西党参四两	茯神二两
煅牡蛎四两	野於术炒,二两	厚杜仲三两
制首乌四两	潼沙苑盐水炒,三两	稽豆衣三两
炒山药二两	白归身酒炒,二两	酒炒杭白芍二两
金毛脊去毛,切,四两	炒杞子三两	法半夏二两
炒川断肉三两	土炒新会皮一两	炒菊花一两五钱

共煎浓汁，溶入真阿胶三两，收膏。

---

① 盐水炒：原作"盐炒炒"，据文义改。

产后

裴右。产育频多，营血亏损，木失涵养，阳气升浮。夏月阳气泄越之时，往往头胀、眩晕、胸闷。若系痧胀，无动辄即发之理；其所以屡发者，亦由阳气之逆上也。兹又当产后，营气更亏，少阳之木火勃升，胸闷、头晕、汗出，手足烙热；咽痛音喑，盖少阴之脉、少阳之脉，皆循喉也。育阴以涵阳气，是一定不易之道。但泄少阳、清气热之药，不能合入膏方，另以煎药参服为宜。

大生地_{四两}	西洋参_{三两}	大天冬_{二两}

大生地四两　　西洋参三两　　大天冬二两

金石斛三两　　远志肉七钱　　山萸肉一两五钱

酸枣仁炒，研，二两　　生熟草各五钱　　女贞子酒蒸，三两

大熟地四两　　黑豆衣三两　　肥玉竹三两

制首乌五两　　大麦冬二两　　甘杞子三两

石决明打，八两　　白归身酒炒，二两　　潼沙苑盐水炒，三两

奎党参四两　　制香附打，三两　　生山药三两

生牡蛎八两　　茯神三两　　杭白芍酒炒，二两

新会皮一两五钱

上药如法，共煎浓，去渣。用清阿胶三两，龟板胶二两，溶化冲入收膏，或加白冰糖三四两亦可。每晨服一调^①羹，开水冲挑。

求嗣

魏右。经事无故而不受孕。平日间亦无他恙，惟时为昏晕，或四肢烙热而痠楚，少腹时满，脉大有力。盖气郁则生热，热从内吸，

---

① 调：原缺，据文义补。

则子宫枯燥，不能摄精；热盛则生风，风阳鼓旋，则头旋眩晕，脉络不和。养血益阴，固属要图；而泄热调气，尤为急务。非大剂补益，便为良法也。

大熟地_{砂仁炙，五两}	黑元参_{三两}	大连翘_{三两}

大熟地砂仁炙，五两　　黑元参三两　　　　大连翘三两

白蒺藜炒，去刺，三两　　大生地姜汁炙，五两　稽豆衣三两

黑山栀三两　　　　　四制香附研，四两　　大麦冬二两五钱

制首乌切，五两　　　晚蚕砂包煎，三两　　全当归二两五钱

制洋参三两　　　　　奎党参四两　　　　　炒杞子三两

粉丹皮二两　　　　　淡天冬二两　　　　　滁菊花二两

干荷边二两　　　　　缩砂仁一两，另煎，冲　杭白芍一两五钱

半夏曲盐水炒，二两五钱　松萝茶二两　　　　桑寄生三两

上药共煎浓汁。用清阿胶三两，龟板胶二两，白冰糖三两，溶化冲入收膏，以滴水成珠为度。每晨服一调羹，开水冲挑。

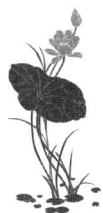

秦伯未医文集节选

秦伯未著

对甘草粉蜜汤中"粉"的讨论

一

《金匮要略》中的甘草粉蜜汤是一个最早的杀虫药方。方内的粉当是铅粉,《本草纲目》记载铅粉能杀三虫,可以引证。其次是用多种性味来制止虫的活动,使其萎靡至死,如乌梅丸便是。据《医方集解》解释:"蛔得酸则伏,故以乌梅之酸收之;蛔得苦则安(不活动的意思),故以连、柏之苦安之;蛔得寒则动,故以桂、附、姜、椒温其中脏。"我以为甘草粉蜜汤用铅粉杀虫为主药,以甘、蜜为诱饵,蜜还有通便作用,促使虫体排出体外,用意周到,也是极其科学的。记得余云岫曾把《伤寒论》里的甘草看作是无用之物,他根本不知道仲景用炙甘草汤治心悸,是以甘草补虚;甘桔汤治咽痛,是以甘草解毒;甘草干姜汤治肺痿,是以甘草和中;像这里甘草粉蜜汤的杀虫,是以甘草为引诱。同样把甘草作为君药,却起着特殊的作用。所以不懂中医,批评中医是盲目的,随便轻率地否定前人的经验也是盲目的。

二

关于甘草粉蜜汤中"粉"的问题,的确有进一步讨论的必要。因为如果粉是铅粉,便是杀虫剂;粉是米粉,就变作缓中剂,两者距离很远。我认为这个粉应当是铅粉，理由是：

1. 方中的"毒药不止"的"毒"字不一定是中毒的毒。前人对于大辛、大热、大苦、大寒用来攻病的药都叫毒药，像《内经》上所说大毒、小毒之类。本条症状为"吐涎、心痛发作有时"，在临床上可能误用辛热药来治，但是决不会见效的，所以仲景指出这是"蛔虫之为病"，应该用甘草粉蜜汤，此其一。另一方面，蛔虫病也可用辛热苦寒毒药，乌梅丸就是一个例子，所以也可能仲景的意思是用了乌梅丸一类药痛仍不止的，可以改用甘草粉蜜汤。

2. 仲景说"瘥即止"，这三字大可体味。仲景只有使用毒性药时，才有此郑重指出，比如用乌头便是；倘然是米粉，决不如此写法，因为"即止"二字是非常有力的笔调。

3. "煎如薄粥"的意思是像米汤样子，"如薄粥"并不等于就是粥。如果因"粥"字而以为非米不能成粥，是不恰当的。

4. 此病毕竟是蛔虫病，用米粉和甘蜜究竟能不能驱虫治病呢？考张文仲《备急方》治寸白虫、蛔虫，用"胡粉炒燥，方寸匕入肉臛中，空心服，大效"。胡粉即铅粉，《汤液本草》也叫白粉。至于《千金方》用梁米粉，是"解鸩毒及一切毒药不止"，这里的毒是指中毒，所以上面加"一切"两字，还指出了中毒的烦懑症状，其目的在解毒而不在杀虫，与仲景的意思有很大区分，不能并为一谈。

5. 考前人注释本文，如徐忠可、尤在泾、赵献可、高学山等都作铅粉。近人中谢利恒《医学大辞典》解作"先诱之而后杀之"，李彦《伤寒金匮条释》也解作"诱而杀之"，曹颖甫《金匮发微》里说得更切实："先母侍婢曾患此，始病吐蛔，一二日后暴厥若死，治以乌梅丸，入口即吐，余用甘草五钱先煎去滓，以铅粉二钱，白蜜一两调服之，半日许，下蛔虫如拇指大者九条，其病乃愈。"

基于以上理由，我认为本方的粉应作铅粉。当然，这是我个人的看法，希望读者提出不同的见解，大家来共同讨论。

（一九五八年二月）

防老方——首乌延寿丹的我见

目前，有不少国家的医学家正在研究防老问题，用奴佛卡因[1]注射便是一例。从祖国医学来说，早在《内经》里就有这种思想，还指出了许多保健康延长寿命的"道生"方法。在《神农本草经》里也有利用药物"久服轻身，不老延年"等记载。后来《千金方·服食篇》内附有 24 个方剂，谓服后可使"白发黑，落齿生，延年益命"和"旧皮脱，颜色变光，花色有异，鬓须更改"等，这都是古代医家企图防老的明证。当然，防老不是简单的问题，在中医理论上还认为不是单纯地依靠药物所能解决的问题。然而，不容忽视，中药对于老人保健起过良好作用，前人的措施中有极其细致的值得研究的地方。现在我把《世补斋医书》所载首乌延寿丹和个人使用心得，提供讨论。

一、首乌延寿丹的组成及其制法

清末陆九芝所著《世补斋医书·卷八》有"老人治法"一文，推荐老年进补当以延寿丹最为优越。这延寿丹用何首乌为主药，所以也称首乌延寿丹，有些地方从延寿引伸其义，又叫延年益寿丹。[按：首乌本名交藤，唐朝李翱得僧文象遇茅山老人传述何首乌（人

---

① 奴佛卡因：又名普鲁卡因，局部麻醉药。1951 年，罗马尼亚人安娜·阿斯兰（A.Aslan）开始用奴佛卡因治疗衰老。

名），服食交藤长寿，因作《何首乌传》。李翱是文学家韩昌黎的弟子，首乌得其表扬，身价十倍，替代了交藤的旧名。延寿丹以首乌为君药，首乌得到知识分子重视，这就是它的来由了]。

首乌延寿丹的组成是（原书剂量）：

何首乌七十二两　　　豨莶草十六两　　　菟丝子十六两

杜仲八两　　　　　　牛膝八两　　　　　女贞子八两

桑叶八两　　　　　　忍冬花四两　　　　生地四两

桑椹子膏一斤　　　　金樱子膏一斤　　　旱莲草膏一斤

黑芝麻膏一斤

首乌延寿丹的制法比较复杂，苏州王鸿翥药铺的成品，在仿单上根据《浪迹漫谈》写明炮制方法，但核对《世补斋医书》记载，殊有出入。兹取王鸿翥仿单①为主，以《世补斋医书》为备注，一并录后：

大首乌：取赤、白两种，先用黑豆汁浸一宿，竹刀刮皮，切片晒干，又用黑豆浸一宿，柳木甑、桑柴火蒸三炷香，如是九次，晒干为末听用（按《世补斋》云：先用米泔水浸三日，首乌一斤，用黑大豆两升蒸之，豆熟取出，去豆晒干，换豆再蒸，如是九次，晒干为末，自第二次至九次，将后八味为末，为末前各拌蒸一次尤妙，豆则始终用之）。

菟丝子：先用清水淘洗五六次，取沉者晒干，逐粒拣去杂子，用无灰酒浸七日，入甑蒸七炷香，晒干，如是九次，为末听用（按《世补斋》云：米泔水淘净，酒浸一昼夜，乘潮研碎，微火焙干）。

豨莶草：五六月间采，用长流水洗净晒干，以蜂蜜用无灰酒拌

─────────
　　① 仿单：介绍商品的性质、用途、使用法的说明书，多附在商品包装内。

匀，隔一宿，蒸三炷香，如是九次，晒干为末听用。

桑叶：四月采人家所种嫩叶，以长流水洗净晒干，照制豨莶草法九制，为末听用（按《世补斋》云：微火焙干）。

女贞子：冬至日摘腰子样黑色者，用装布袋剥去粗皮，酒浸一宿，蒸三炷香，晒干为末听用。

忍冬花：四月间摘取阴干，照制豨莶草法九制，晒干为末听用（按《世补斋》云：用藤胜于花叶）。

杜仲：用厚者去粗皮，以青盐用姜汁拌，炒断丝听用（按《世补斋》云：每斤用蜜三两涂炙，炙至蜜尽为度，或用青盐水浸一宿，所贵在丝，不可炒枯，新瓦上焙干为末）。

牛膝：用怀庆府者，去根芦，净肉屈而不断、粗而肥大者为雄，酒拌晒干听用（按《世补斋》云：青盐拌晒干为末）。以上杜仲、牛膝且莫为末，待何首乌蒸过六次后，不用黑豆汁拌，单用杜仲、牛膝二味，同何首乌拌蒸晒各三次，以足九蒸之数。

生地：取钉头、鼠、尾、原支、大支者，晒干为末听用（按《世补斋》云：煮至中心透黑，所贵在汁，不可滤去）。

以上八药共七十二两，合何首乌亦七十二两，再合旱莲草膏、金樱子膏、黑芝麻膏、桑椹子膏各一斤，同前药末一百四十四两捣数千槌为丸。如膏不足，用蜜补之。

两两相比较，王鸿翥药铺和《世补斋》所载的制法，在炮制上并不一致。《世补斋》没有把合丸的方法写出。有人告诉我，生地煮透后，即带水放石臼内捣极细，再和入群药捣为丸，这与"所贵在汁，不可滤去"的说法符合，而与王鸿翥制法则不同。究竟哪一种制法对，还待大家研究。由于首乌延寿丹的修合手续麻烦，采取有时，拣制有规，蒸晒有法，必须保证道地，适合规格，所以明明是丸剂，称之为"丹"。这丹字含有"赤心无伪曰丹"的意义，似不同于炼丹的丹。

二、陆九芝对于首乌延寿丹的评价

陆九芝在"老人治法"文里指出，首乌延寿丹药方是明朝董其昌传下来的，董其昌在老年时曾经服用此方，须发由白转黑，精力也因而充旺。康熙时有人收藏董其昌手写此方真迹，字带行草，断为晚年所书。又引梁茞林说，当时达官贵人有很多人服此方调养，都收到上寿康强，黄发变玄，腰脚转健的效果。陆九芝还把亲身经验来证实，他平日用首乌延寿丹加减，当他写这篇文章时候已近七十岁，双鬓不见二毛，犹能灯下作小字，因而确定为老人滋补最好的方剂。

陆九芝极力推荐首乌延寿丹，其论点是根据《素问·阴阳应象大论》上"年四十而阴气自半也，起居衰矣"数语。以为阳固可贵，阴亦不可贱；老人阴分多虚，阳气易旺，对老年人不补阴而补阳，和抱薪救火无异。所以他十分同意徐灵胎的说法："能长年者必有独到之处，阳独盛者当顾阴，阴独盛者当顾阳。然阴盛者十之一二，阳盛者十之八九，阳太盛者非独补阴，并当清火以保阴。然世为老人立方，总以补阳为事，热甚者必生风，是召疾也。"陆九芝并从徐灵胎的主张加以具体说明，大意是老人阳证，如头热耳鸣，面赤目赤，皮肤干燥，大便燥结和脉象洪大等，不难分辨。但有些人过去肥胖，逐渐消瘦，不耐烦劳，手足怕冷，腰脚酸软，筋络拘挛，以及健忘失眠，口流涎沫，小溲频数，阳痿不举，脉象沉小等症状，都是阴血亏耗，内热消烁，往往误作阳虚。故强调"老去商量补益方"（张籍时），只有首乌延寿丹最为合适。从而陆九芝又批判了苏州谢善人家刻印《良方集腋》，在首乌延寿丹方后附添的加减法，加减法中指出："阴虚人加熟地一斤，阳虚人加附子四两；脾虚人加人参、黄芪各四两，去地黄；下元虚人加虎骨一斤；麻木人加明天麻、当归各八两；头晕人加元参、明天麻各八两；目昏人加黄甘菊、枸杞子各四两；肥人湿痰多，加半夏、陈皮各八两，群药共数一半，何首乌亦一半，此活法也。"陆九芝认为："此方本为阴虚耶！又云阳虚加附子，更与方意不类。若果以阳虚多湿多痰，则此方全不可用。岂一加陈、半即一变为逐阴乎？玄参等物，悉本方之所包，岂加味所能尽？此必后人无识，画蛇添足。"很明显，陆九芝的重视首乌延寿丹，主要在于养阴，阴分充实，自无阳亢之患，自然达到阴平阳秘的目的，就是健康长寿的根本。

三、我在治疗上使用首乌延寿丹的一些体会

陆九芝把老人都看作阴虚，只宜服用首乌延寿丹，不免具有偏见；但一般见到老人衰弱现象，即用补气助火一类兴奋药，的确也有犯严重错误的。这个问题的关键在于辨证是否正确。我以为就方论方，养阴的方剂甚多，为什么陆九芝特别赞扬首乌延寿丹？首乌延寿丹的养阴究竟有哪些特点，当为我们研究的中心。据我个人体会，老人滋补不同于一般治疗。一般治疗阴虚的方剂大多偏重于改善症状，不宜久服；老人滋补，必须长期服用，就宜于和缓的药物逐渐地防止和改变老年人自然的代谢机能衰退，也就是要注意到老年的生理情况和力求避免药物的副作用。理由很简单，衰老是在人

生过程中机体的本质上所起的一种变化，不同于先天不足、后天失调和斫伤过度等等原因所引起的未老先衰现象。故未老先衰属于衰弱证范围，治疗衰弱证的补偏救弊方剂，不尽符合于老人的全面调养，这是一方面；另一方面，衰弱证不外阴虚和阳虚两大类别，阴虚则火旺，阳虚则寒盛，治疗大法不离滋阴降火和扶阳逐寒。在自然衰老中很少偏寒偏热的症状，即使有也不甚显著，不能依照一般治疗衰弱证的方法给予温热或寒凉，以免根本上受到损害。

事实如此，我们把常用养阴方和首乌延寿丹比较，不难得出它的异同之点。常用养阴方如：六味地黄丸——地黄、山萸、山药、丹皮、茯苓、泽泻；大补阴丸——地黄、龟板、黄柏、知母、猪脊髓；大造丸——紫河车、人参、麦冬、地黄、龟板、天冬、黄柏、杜仲、牛膝；左归丸——地黄、山药、枸杞、麦冬、龟板、山萸、杜仲、甘草；等等。在这类方剂内，所用丹皮、黄柏、知母等寒凉泻火药，显然不宜于老人久服，尤其多用地黄滋阴，阴寒凝滞，殊不适应于老人肠胃薄弱者。首乌延寿丹采用首乌为君，虽和地黄一样滋补肝肾阴血，却无地黄凝滞流弊，配伍其他药物平补阴分，虽然有清火意义，也不等于寒凉抑制。故从首乌延寿丹本身来分析，接近七宝美髯丹——首乌、牛膝、补骨脂、茯苓、菟丝子、当归、枸杞子。同样用首乌九蒸九晒为主药，但去温养之品；又包括二至丸——女贞子、旱莲草，豨莶丸——豨莶草，桑麻丸——桑叶、芝麻等成方，成为养阴平剂。

有人会问，首乌延寿丹里也有地黄之滞、忍冬之寒，如何解释？我们的答复是：处方应从全面考虑，首乌延寿丹的支配，用首乌七十二两为君，豨莶、菟丝各十六两为臣，佐用杜仲、牛膝、女贞、桑叶，减半为八两。再佐以忍冬、地黄，则又减半为四两，一共合成七十二两，恰当君药的用量相称。这样，虽有地黄、忍冬，和一般养阴剂用地黄滋补，及丹皮、黄柏、知母等寒凉药虽面貌相似，而性质有别。也有人问，首乌延寿丹毕竟偏于养阴，多服、久服会不会戕伐生气呢？关于这一点，陆九芝在方解里曾经提及，他说："豨莶草感少阳生发之气，凡热瘀生湿，腰脚酸软者，此味有专功。"又说："菟丝子得金水之气，肾阳不足者助阳味以化阴，肾阴不足者助阴味以化阳。"又说："杜仲温不助火，以阳中有阴，非偏于阳也。"可以理解，首乌延寿丹以阴药为体，蕴有一种活动能力，主要作用在于维持机体本能，和一般养阴剂的补虚祛实，在实质上有很大区别。友人邹云翔同志（现任江苏省中医院院长）曾经和我讨论到："首乌延寿丹中虽有滋阴腻滞之品，但经九蒸九晒后，药性得到改造，功能已经变化，所起作用与生药不同。显见的如首乌、地黄用黑豆淡味拌蒸九次，已得升发之性，再加九晒吸取阳光，便是阴中寓阳，不再有阴寒的流弊。"这理由极为充分。也就是说，研究中药必须讲究炮制，一般用生药来衡量其效能，不免过于肤浅，而且也会失去前人积累的宝贵经验，不可不注意。

我认为首乌延寿丹的滋补有几个优点：

①不蛮补；②不滋腻；③不寒凉；④不刺激。也就是说，有强壮作用而不妨碍消化系统，有安抚作用而不采取暂时性的抑制。故服用后，初步效果是：食欲增进，睡眠酣适，精神上有轻松愉快感。当然，中医治疗从辨证论治的基本原则出发，不能呆板地使用首乌延寿丹，也不能认为首乌延寿丹适用于任何老年人的调养，在治疗上可以适当地加减。遇到阳虚体质固然不能用，遇到下虚上实现象

亦不相宜，即使阴虚而肠胃过于薄弱的，或阴虚阳亢须佐清火以治标的也应考虑。

四、首乌延寿丹的适应证和剂型问题

防老不是有病服药，而是指到了相当年龄，如何进行调养来防止衰老。《千金方》规定在四十岁以后才能服用养生药物，这是根据《内经》人年四十阴气自然衰退的说法作为标准的，同时认为四十岁以前血气未定，很难接受养生的方法。现在我们不谈这些问题，仅从首乌延寿丹的适应证来说，凡属：

1. 年高稍有劳动即感疲乏者。

2. 年高用脑即觉头晕耳鸣者。

3. 年高脉搏和血压容易波动者。

4. 年高步履乏力，多立腰膝酸软者。

5. 年高四肢筋骨不舒，似风湿而实非风湿者。

6. 年高无症状，经检查动脉硬化或心律不齐，强弱不均者。

在上列这些情况或类似这些情况下，多是老年人的常态，只要没有阳虚内寒的现象，也没有痰饮和便泄等宿疾，均可用首乌延寿丹治疗。如果对以上症状不从老人的体质上着想，单从疾病观点来处理，势必给予某些强壮剂，或惯于使用人参、鹿茸一类贵重药品，往往会招致其他方面的不良反应。说得具体些，老人容易出现的病态，多为疲劳，筋骨酸痛，痰多呼吸短促，失眠易醒，记忆力衰退，皮肤枯糙，消化薄弱，小溲频数，大便不正常等等。倘若不辨清是病症还是老人常态，把常用方剂如补中益气丸、天王补心丹、归脾丸、理中丸和三子养亲汤等来医治，效果必然不大。此外，某些衰

弱证用对症疗法不能减轻时，也可用首乌延寿丹。比如虚性亢奋症，在特殊紧张的情况下精神异常兴奋，兴奋后又极度疲乏，倘因疲乏而给予兴奋剂，势必增加其疲劳的机会，也就是增进疲劳的程度。还有虚弱证中具有敏感性的，不耐任何药物的刺激，稍投寒凉即觉胸闷腹胀，改进温通又嫌口干舌燥，因而引起其他不安定的症状，用此方加减均甚合适。

我也曾把这个问题和邹云翔院长交换意见，据他的意思，老人百病丛生，中风一证常常致命，而其先兆大都为血压高，头昏胀痛，手肢发麻，烦躁失眠，大便困难，不能用脑。如果再有性情急躁，精神紧张，疲劳过度，或嗜好烟酒，不禁房事，随时有卒中（指脑出血）的危险。长期服用首乌延寿丹，能滋肾养肝，调和气血，舒适经络，可以预防中风，故称延寿。邹院长还引证牛膝走而能补、性善下行，杜仲引气下行、和血行瘀，从现在来说，似对降低血压有一定作用。

首乌延寿丹制成丸剂久服，有"丸者，缓也"的意思，属于缓方一类。一般服法，每日两次，每次三钱，温开水送下。过去我以为丸药连同渣滓长服，对老年人肠胃薄弱不能不有顾虑，故往往改为汤剂，或把丸药水煎澄清后服用。后来取原方药量四分之一作为一料，仿照浓缩法熬成浓汁，即以四种成膏（用量亦四分之一）和入，调作膏，每料约服一个月。因为冲服方便，效果并不减低，而且没有动物胶，热天也不会变质发霉，一般多很满意。此外，也曾经把其余药物熬汁浓缩，首乌提出磨粉，待收膏时将首乌粉和四种成膏掺入搅和。这样作法，在理想上似比前者为优，但药汁多少极难掌握，厚薄不易恰当，冲服时沉淀太多，反不如一同熬膏为佳。

最后，要说明防老不能单靠药物，还应该注意精神愉快、饮食调节、睡眠充足和进行适当的运动等等。但从药物来说，首乌延寿丹对于老人调养有一定的好处，因此提出：

1.盼望中医同道们将首乌延寿丹的临床经验提供意见，以便总结疗效。

2.盼望中药业方面确定延寿丹的制法，并考虑改良剂型，提高疗效。

（一九五八年三月）

漫谈处方用药

处方用药的一般法则如七方、十剂等，同学们都很熟悉，不准备多谈。现在谈我所看到实际工作中存在的一些问题，抱着"知无不言，言无不尽"的态度，可能有批评的地方。希望同学们也抱"有则改之，无则加勉"的态度，互相促进。

一、处方用药必须根据理法

处方用药是根据理法而来，也就是从辨证施治而来的。所以就理法方药来说：说理、立法、选方、议药。从辨证施治来说：辨证求因，审因论治，依法选方，据方议药。因此，看到一个处方，对药与证是否符合，药与药的配合是否密切，药量的轻重是否惬当[①]，药物次序的排列是否合式[②]等，都能衡量理论水平。

处方的目的为了治病，就必须从本病的病因、病机对症下药。因而处方的组成包括三个方面，如果用一个公式来表达。即：

（病因＋病位）＋症状

病因是致病的根源，病位是发病的所在，均为用药的目的，首先要明确。症状是病情的具体表现，经过治疗后多数跟随病因的消失而消失，所以临床上根据症状来辨证施治，在处方时又往往不受

---

① 惬当：恰如其分。

② 合式：符合一定的规格、程式；妥当。

症状的拘束。但是既有症状的存在，而且病人的痛苦和精神威胁常随症状的轻重和增减而转移，应该适当地照顾。《内经》上论治法："寒者热之，热者寒之"，便是指病因。又说，"其高者因而越之，其下者引而竭之，中满者泻之于内"，便是指病位。又说，"散者收之""惊者平之""急者缓之"等，便是指症状。重要的环节在于治疗症状不能离开病因和病位，因为病因、病位是本，症状是标，归根到底，不外"治病必求于本"。例如：患者恶寒，喉痒咳嗽，痰多稀白，脉象浮滑，舌苔白腻。诊断为风寒咳嗽，肺气宣化失职。处方用药就需要针对疏风散寒、宣肺和化痰止嗽几个方面。纳入上面公式，便是：

（疏散风寒＋宣肺）＋化痰止咳

处方用药不能离开这治疗的方针和范围。比如常用的杏苏散，就是这样组成的。方内紫苏、前胡辛散风寒，均走肺经，前胡兼能降气化痰；杏仁、桔梗、枳壳、甘草同用，能宣肺而调胸中之气；半夏、陈皮、茯苓有化痰顺气止咳作用。也就是：

（紫苏、前胡＋杏仁、桔梗、枳壳、甘草）＋半夏、陈皮、茯苓

通过这例子，可以理解处方用药的大法，并能看到几个问题。首先是处方根据治法，有一定的方向和范围，针对病因、病位和症状三方面用药，应该互相呼应。如前胡祛风寒，又能降气化痰；杏仁宣肺，又能顺气止咳。其二，引用成方在分析组成药物的作用后，再根据适应证加减，能使更加亲切。如胸不满闷可减枳壳，痰浊不多可减半夏、茯苓；又如，牛蒡、象贝的宣肺化痰，胖大海的润喉止咳，均可加入。其三，在这原则上，只要符合于本病治法的方剂都能采用，不符合于治法的方剂也能一望而知。如不用杏苏散，可

以改用三拗汤。虽然药味简单得多，但麻黄入肺散寒，杏仁宣肺顺气止咳，均切合于病因和病位，并能照顾到症状，所以三拗汤亦为外感咳嗽的有效方剂。反之，用外感风温的银翘散，虽能宣化上焦，先与主因不符，当然不惬当了。其四，所说照顾症状，是从根本上考虑，标本结合，不同于一般的对症疗法。如外感咳嗽目的在于疏邪，绝对不用镇咳药，使外邪能解，肺气清肃，咳嗽自然消失，效果反好。这些都是根据中医理论指导。处方用药必须根据理法，理由也就在于此。

二、掌握基本治法有助于处方用药

临床上要使处方成熟，应当多掌握些基本治法，包括某一病因和某一证候的一般治疗法则。这些治疗法则虽然书本上都有，还需要下一番功夫把它整理成为更有条理的东西，才能胸有成竹，随机应变。比如，遇见虚证，大家都知道补，知道脾虚补脾，肾虚补肾；而且知道"补脾不若补肾，补肾不若补脾"；"土旺则生金，勿拘拘于保肺；水旺则火息，勿汲汲于清心"；"补脾须不碍肺，滋肾须不妨脾"等等学说。但到具体治疗上，由于证候的复杂，往往会迷糊，或者感到治法不多，没有适当的成方可用。我认为正确地使用补剂，必须辨别虚了什么？虚在哪脏？虚到什么程度？并考虑从哪方面去补？用直接还是用间接方法？以及用补有没有不良反应？要解决这一系列的问题，首先要了解致成虚证的原因有哪些？虚证的证候有哪几种？虚证在内脏的机制和影响如何？以及成方中补剂的性质和药物的配合、禁忌等等。兹举治疗虚证的滋养气阴法，来说明具体处方用药。

滋养气阴法主要用于肺气、肺阴不足，多因温邪久恋，五志火燔，耗散气分，消烁津液。由于气阴两虚，肺肃无权，多见气短干咳，或有少量黏痰，咯血口干，并因肺主皮毛，卫气不固，亦能出现多汗畏风等症。这样，除了补肺的药物须分补气、补阴之外，还要熟悉肺虚证上适用的止咳、化痰、止汗、止血等药物。再因肺与心、肝、脾、肾有相互关系，还能伴见心烦心悸，睡眠不安，急躁易怒，潮热，大便不实等，这就需要联系到更为广泛的与肺虚相适应的其他内脏药物。所以滋养气阴是一个大法，在处方用药时还会牵涉到一系列问题。正因为如此，掌握一个基本治法，包含不少基本方剂和基本药物，谁能掌握得比较全面，便是谁在处方用药上能够比较成熟。再从滋养气阴法来说，至少应了解以下一些药物：

补肺气：黄芪、人参、西洋参。

补肺阴：沙参、麦冬、天花粉、百合。

止咳：杏仁、枇杷叶、兜铃、诃子。

化痰：贝母、海蛤壳、冬瓜子、苡仁。

止血：仙鹤草、侧柏叶、茜草、藕节、丹皮。

止渴：茅根、芦根。

止汗：浮小麦、糯稻根、桑叶、五味子。

清肝：青黛、黄芩、夏枯草。

滋肾：生地、鳖甲、天冬。

扶脾：山药、冬术、扁豆、甘草。

方剂方面，如张景岳新方八阵和古方八阵里补阵门补肺方剂之外，也要熟悉些和阵及寒阵门有关肺虚的方剂。如：

四阴煎：生地、麦冬、沙参、白芍、百合、茯苓、甘草。

麦门冬饮子：麦冬、黄芪、人参、归身、生地、五味子。

阿胶散：阿胶、白及、天冬、五味子、人参、生地、茯苓。

天门冬丸：天冬、贝母、杏仁、阿胶、茯苓、甘草。

绿云散：侧柏叶、人参、阿胶、百合。

人参清肺汤：人参、杏仁、阿胶、粟壳、甘草、桑皮、知母、地骨皮、乌梅。

人参平肺散：人参、天冬、黄芩、地骨皮、陈皮、青皮、茯苓、知母、五味子、甘草、桑皮。

二母散：贝母、知母。

紫菀散：紫菀、阿胶、知母、贝母、人参、甘草、茯苓、桔梗、五味子。

玉泉丸：人参、麦冬、黄芪、茯苓、乌梅、甘草、天花粉、葛根。

掌握了一些基本方剂和基本药物，还要多方面吸取前人的用药经验，做到知宜知避。例如《丹溪心法》上指出，"口燥咽干有痰者，不用半夏、南星，用瓜蒌、贝母"；又，"杏仁泻肺气，气虚久嗽者，一二服即止"；又，"治嗽多用粟壳，但要先去病根，此乃收后药也"，又，"知母止嗽清肺，滋阴降火"。总之，既要知常法，也要知变化，不仅在处方用药时可以减少差错，并且收到疗效后也能说明道理。

三、关于成方的灵活运用

成方是前人的处方用药经过实践有效后遗留下来的，必须加以重视，而且要做好处方用药，也必须胸中有较多的成方作为资本。

但是，成方中有通治方和主治方，必须分清。什么叫做通治和主治？徐灵胎曾说："一病必有一方，专治者名曰主方；而一病又有几种，每种亦有主方。"又说："专治一病为主方；如一方而所治之病甚多者，则为通治之方。"因此，他在《兰台轨范》里分别通治门和各病门。我认为通治方和主治方各有特点，通治方也有主病，但治疗范围比较广泛。如能对通治方善于加减使用，在处方用药上是良好的基本方剂；相反地将它随便套用，就会浮而不实，成为庸俗化了。例如，六味地黄丸主要是治肾阴亏损引起的瘦弱腰痛等症，虽然书上说治肝肾不足，也有说三阴并治，并谓自汗盗汗，水泛为痰，遗精便血，喉痛牙痛……都能治疗，毕竟要认清主因、主脏、主证，根据具体病情而加减。假如认为阴虚证都能通治，对所有阴虚证都用六味地黄丸，肯定是疗效不高的。事实证明，前人治肺肾两虚的劳嗽，加麦冬、五味子，名为长寿丸；治肝肾两虚的目眩昏糊，加枸杞子、菊花，名为杞菊地黄丸；再有治本脏虚弱的腰膝酸痛，也加杜仲、牛膝；小便频数，加益智仁，并去泽泻。因此，我意味着处方用药应当有一个成方作为依据，但在具体运用时必须通过独立思考，这样才能在前人的基础上有不断地创造性的新的事迹出现。大家知道，左归饮和左归丸也是补肾的著名方剂，而且力量胜于六味地黄丸。其实左归饮就是在六味丸内去丹皮、泽泻，加枸杞子、炙草；左归丸就是在六味丸内去丹皮、泽泻、茯苓，加枸杞子、鹿角胶、龟板胶、菟丝子、牛膝。张景岳自己曾说："用六味之意，而不用六味之方。"所以六味丸的主药根本没有变动，很自然地达到了推陈出新的境界。同时又指出了临床上具体使用方法：用左归饮的时候，见肺热而烦者加麦冬，肺热多嗽者加百合，脾热易饥者加芍药，心热多躁者加玄参，肾热骨蒸者加地骨皮，阴虚不宁者加女贞子，血热妄动者加生地。用左归丸的时候，如大便燥涩者去菟丝，加苁蓉；虚火上炎者去枸杞、鹿角胶，加女贞子、麦冬。更可看到在临床具体使用时，也不是一成不变的。

通过张景岳的启发，我以为运用成方必须分析主治、主药，同时也必须根据具体病情加减。比如，归芍地黄汤治肝肾阴虚的证候，即六味地黄汤加当归、白芍，其中归、芍当然为补肝血的主药，补肾阴的主药则为熟地、山萸。处方时可将这四种作为基本药，再考虑同样能滋补肝肾阴血的枸杞、女贞、首乌、阿胶等作为协助，这对原方的主治不变，而力量可使雄厚。另一方面，滋补肝肾是偶方的一种，有平衡的补法，也有侧重的补法，这就须视具体病情来决定。所以把这些药物配合起来，可以产生三个不同的形式：

1. 肝肾两补法，即肝肾并重的通治方：

熟地、山萸、枸杞、女贞 + 当归、白芍、首乌、阿胶。

2. 滋肾柔肝法，即滋肾为主，佐以养肝的通治方：

熟地、山萸、枸杞、女贞 + 当归、白芍。

3. 子虚补母法，即补肝为主，兼予滋肾的通治方：

当归、白芍、首乌、阿胶 + 熟地、山萸。

滋补肝肾的药不止这几种，配合也并非那么机械，尤其效力的轻重须视药物本身的力量和用量如何，不能单从药味的数量来衡量。这里仅是用来说明，在成方的基础上可以适当地加减，在双方兼顾的时候应当分别主次。但是这样的处方比原方虽有变化，总之是一个通治方，因为肝肾阴虚能引起多种病证，究竟治哪一种病证不够明确。假如见头晕、目眩、耳鸣，加入龟板、牡蛎、菊花、天麻；

午后潮热，手心灼热，多汗，加入鳖甲、丹皮、地骨皮、白薇之类。将原因疗治密切结合症状，便能将通治方转变为主治方。这是处方用药的常规，只有掌握这常规才能出入变化，得其环中，超乎象外。当然，适当地选用成方和适当地加减，还须注意药物的副作用和病人的体质。例如，熟地性温滋腻，对内热的患者可改用生地，肠胃薄弱的或将熟地炒用，或砂仁拌用。这类经验在老大夫最为丰富，必须细心学习。

此外，选用成方大多以主症为主，但在上面说过，病因和病位实占重要地位，所以选择主症方剂的同时，必须注意到病因和病位是否符合。如果主症相同而病因或病位不符，不能认为就是对症处方用药。反过来说，假如病因和病位相符，即使主症不尽相合，却有值得考虑的必要。我尝用黄芪建中汤治疗虚寒胃痛，又用桂枝汤加黄芪、当归，治体弱容易感冒及引起关节疼痛的患者，收到良好效果，便在于此。推而广之，我常用外科的阳和汤治疗顽固的痰饮咳喘，效果胜于小青龙汤。理由很简单，小青龙汤是治风寒引起的痰饮咳喘，阳和汤却与痰饮的发病原因和病理相吻合，且能结合到痰多的症状。这里充分说明了所谓成方的灵活运用，不仅在于加减方面，主要是在理论指导下独立思考，才能在使用上更为灵活广泛。正因为此，倘然允许说重视主症而忽视病因、病位是舍本逐末，那么可以体会到不但用方如此，用药也是如此。近来有人只讲药物的主治，不讲究它的气味、归经，我以为主治固然要讲，气味、归经绝不能放弃，否则便会与辨证施治脱节。

四、重视药物的配伍

处方上经常当归、白芍同用，苍术、厚朴同用，半夏、陈皮同用……这种药物的配伍，主要是前人经验的积累，有根据，有理论，不是随便凑合的。通过适当配伍，能加强药物的效能，扩大治疗的范围，值得我们重视。兹为便于大家掌握和进一步理解它的作用，拟分三类叙述如下。

第一类：用两种相对的性质和不同气味、不同功能的药物结合，如气与血、寒与热、补与泻、散与收、升与降、辛与苦等，在相反相成中，改变其本来的功效或取得另一种新的效果。这类最有意义。例如：

桂　枝—白　芍（气—血）	桂枝汤，调和营卫。
人　参—丹　参（气—血）	二参丹，养心和血。
金铃子—延胡索（气—血）	金铃子散，止腹痛。
香　附—高良姜（气—血）	良附丸，止胃脘痛。
山　栀—丹　皮（气—血）	加味逍遥散，清肝热。
黄　连—肉　桂（寒—热）	交泰丸，治心肾不交，失眠。
黄　连—吴　萸（寒—热）	左金丸，平肝制吞酸。
黄　连—干　姜（寒—热）	泻心汤，除胸中邪结。
柿　蒂—丁　香（寒—热）	丁香柿蒂汤，止呃逆。
石　膏—细　辛（寒—热）	二辛散，消牙龈肿痛。
黄　连—木　香（寒—温）	香连丸，止赤白痢。
黄　芩—厚　朴（寒—燥）	芩朴散，化脾胃湿热。
黄　柏—苍　术（寒—燥）	二妙丸，治下焦湿热。

白　术—枳　实（补—消）　　枳术丸，健脾消痞。

黄　芪—防　风（补—散）　　玉屏风散，治体虚感冒。

白　芍—柴　胡（补—散）　　四逆散，和肝泄热。

红　枣—生　姜（补—散）　　桂枝汤，和气血。

鳖　甲—青　蒿（补—清）　　青蒿鳖甲汤，退骨蒸。

黑芝麻—桑　叶（补—清）　　桑麻丸，治肝阳头晕。

枸杞子—菊　花（补—清）　　杞菊地黄丸，明目。

干　姜—五味子（散—收）　　苓甘五味姜辛汤，化痰饮。

白　矾—郁　金（敛—散）　　白金丸，治癫痫。

柴　胡—前　胡（升—降）　　败毒散，疏邪止咳。

桔　梗—枳　壳（升—降）　　杏苏散，调胸膈气滞。

半　夏—黄　连（辛—苦）　　泻心汤，止呕。

皂　角—白　矾（辛—酸）　　稀涎散，涌吐风痰。

乌　梅—生　地（酸—甘）　　连梅汤，化阴生津。

乌　梅—黄　连（酸—苦）　　连梅汤，泄烦热。

当　归—白　芍（动—静）　　四物汤，养血和血。

第二类：用两种药物相辅而行，互相发挥其特长，从而增强其作用，如化湿结合理气，发汗结合通阳，包括上下、表里结合，以及相须、相使等在内。这类在临床上最为多用，例如：

苍术—厚朴　　平胃散，燥湿行气。

豆豉—葱白　　葱豉汤，散寒通阳，

半夏—陈皮　　二陈汤，化痰顺气。

杏仁—贝母　　桑杏汤，顺气化痰。

知母—贝母　　二母散，清热化痰。

枳实—竹茹　　　温胆汤，和胃止呕。

木香—槟榔　　　木香槟榔丸，行气导滞。

人参—蛤蚧　　　人参蛤蚧散，纳气。

黄芪—防己　　　黄芪防己汤，行皮水。

人参—附子　　　参附汤，温补元气。

黄芪—附子　　　芪附汤，温固卫气。

白术—附子　　　术附汤，温补中气。

附子—茯苓　　　（相使）温肾利水。

黄柏—知母　　　（相须）清下焦湿热。

第三类：取性质和功效类似的两种药物同用，目的在于加强药效，或使内脏之间得到兼顾。例如：

党　参—黄　芪　　　　　　　　补气。

附　子—肉　桂　　　　　　　　温肾回阳。

山　药—扁　豆　　　　　　　　补脾止泻。

沙　参—麦　冬　　　　　　　　润肺生津。

柏子仁—枣　仁　　　　　　　　养心安神。

杜　仲—续　断　　　　　　　　补肾强腰。

麻　仁—瓜蒌仁（处方惯写蒌麻仁）　　润肠通便。

龙　骨—牡　蛎（处方惯写煅龙牡）　　固脱。

金樱子—芡　实　　　　　　　　固精。

赤石脂—禹余粮　　　　　　　　涩肠。

谷　芽—麦　芽（处方惯写谷麦芽）　　助消化。

桑　枝—丝瓜络　　　　　　　　活络。

牡　蛎—石决明　　　　　　　　潜阳。

升 麻—柴 胡	升提气分。
旋覆花—代赭石	降气。
橘 核—荔枝核	消疝气。
甘 松—山 柰	止胃气痛。
海 藻—昆 布	消痰核。
荆三棱—蓬莪术	消癥瘕痞块。
白茯苓—赤 苓（处方惯写赤白苓）	利水。
甘 遂—芫 花	逐水。
常 山—草 果	截疟。
当 归—川 芎	活血祛瘀。
桃 仁—红 花	破瘀。
蒲 黄—五灵脂	祛瘀。
乳 香—没 药（处方惯写炙乳没）	理气散瘀止痛。
藿 香—佩 兰（处方惯写藿佩兰）	清暑。
银 花—连 翘	清热解毒。
黄 连—黄 芩	泻火。
桑 叶—菊 花	清风热。
羌 活—独 活（处方惯写羌独活）	治风湿疼痛。
川 乌—草 乌（处方惯写川草乌）	治寒湿疼痛。
青 皮—陈 皮（处方惯写青陈皮）	疏肝胃气。
苏 梗—藿 梗（处方惯写苏藿梗）	理脾胃气。
天 冬—麦 冬（处方惯写天麦冬）	滋养肺肾。
芦 根—茅 根（处方惯写芦茅根）	清肺胃热。
砂 仁—蔻 仁（处方惯写砂蔻仁）	健脾胃。

关于药物配伍应用的例子很多，不能悉举。如外感咳嗽常用苦杏仁、象贝母；但肺阴不足，兼见内热，或外邪初解，咳痰不爽的，可与甜杏仁、川贝母合用，处方惯写甜苦杏、川象贝。还有三种药配伍，如杏仁、苡仁、蔻仁同用，宣化三焦之湿，以及个别地区用神曲、山楂、麦芽消食，处方惯写焦三仙之类，没有提及。总之，药物配伍有其重要意义，如果知其然而不知其所以然，或随意凑合，将会造成杂乱和叠床架屋的现象。

五、用药的数量和重量问题

目前处方的药味多少和用量轻重，很不一致。一般的处方有多至二十多味，一味药重至数两，因此引起不少争论。我以为这现象不是现在如此，以前也是这样，即使一个人的处方亦有出入。但是总之应有一标准，主要是根据病情的需要。需要有两种：一种是病情严重的须数多量重；轻浅的数少量轻。另一种是相反地，对严重的数少量重，取其力专而猛；轻浅的数多量轻，取其力散而薄。所以在《内经》上很早就提出大方、小方，认为"大则数少，小则数多，多则九之，少则二之"，又说："君一臣二，制之小也；君一臣三佐五，制之中也；君一臣三佐九，制之大也。"于此可见，处方药味的多少向来相差很大，在临床上不可能一致。不过不从实际出发，徒以多为全面，以重为胆识过人，却是一个问题。不但浪费药材，还会使人误解中药的效能薄弱。

前人对于不合理的数多量重的处方现象，曾经批评过。方广在《丹溪心法附余》里大致说：仲景用药一方不过三五味，君臣佐使、主治、引经和分两均有秩序，不像后世一方多至二三十味。并引证朱丹溪立方效法仲景，用药效法东垣。所说效法仲景，是指处方组织的谨严；效法东垣，是指用药配合的周密。一般认为，李东垣的用药比较多，但在一方之内能互相联系，故多而不乱，也是值得取法的。所以处方和用药是一回事，不是两回事，主要是先讲理法，再议方药。否则只知搬用几个成方，不管适应不适应的药物一齐用上，或者见一证用一药，不抓住重点，不知道如何结合，前者称做有方无药，后者称做有药无方，都是要不得的。李东垣就不是这样，举两个他在脾胃方面的著名方剂来说，他常用张洁古依据张仲景枳术汤改变的枳术丸，认为白术倍于枳实，一补一泻，一缓一急，作用不同。但在临床应用时有加半夏的（半夏枳术丸），加橘皮的（橘皮枳术丸），加神曲、麦芽的（曲蘗枳术丸），也有加黄连、黄芩、大黄、橘皮、神曲的（三黄枳术丸），并非呆板使用。再如，甘温除热的补中益气汤，在脾胃不足，喜甘恶苦，喜补恶攻，喜温恶寒，喜通恶滞，喜升恶降，喜燥恶湿的原则下，用黄芪、人参、甘草补其气，升麻、柴胡升其阳，以生血的当归和之，理湿的白术健之，疏气的陈皮调之。虽然药味较多，而目标明确，主次分清，配合严密。尤其举出了二十多条加减法，包括防风、羌活、青皮、木香、豆蔻、槟榔、白芍、川芎、砂仁、半夏、附子、黄连、麦冬、五味子等多种药物。剂量方面均在一钱以内，病重的再服，所谓"量轻重治"。这里举例说明了前人处方用药方法的一斑，当然不必也不应当墨守古人成规。

总而言之，如何来适当地掌握处方用药的多少轻重，是关于基本功的问题。我认为有标准，但也不能硬性规定。然从一般病证来说，一个药方都是十五六味，以至二十多味，黄芪、附子都要用到一两以上，连桑、菊、荆、防等也用到三四钱，似乎没有必要。

六、处方的形式

我一再谈过中医的处方形式，可能有些同学不太理解，或错当作形式主义。其实，处方应该有一定的形式，过去所谓老一套的形式里，有关优良传统，还是应当保留。比如，过去处方都直行写，自右至左，现在多横写，自左至右，显然不同。过去对于药物的排列，一般分为三行，一行分为三排，它的次序是第一排的三行先写，再写第二、第三排，如有药引，低一字写在第四行。这样就将君药写在前，臣药和佐使药依次书写，主次分明。如果改为横写，我认为第一行先写三味，依次写第二、第三行，也很清楚，而且药味多的时候，还能四行、五行连续地写，更为方便。必须指出，处方用药总之有主次，将主要的先写，再写次要的，不仅能掌握治疗的方向，井然不乱，对配伍方面也可一目了然。举个例子来说，一般用银翘散，多把银花、连翘写在前面。我认为在温病上采用银翘散，当然可将银、翘领先，但银、翘是否是君药，值得考虑。如果银、翘是君，那么臣药又是什么呢？我的意见，银翘散的主病是风温，风温是一个外感病，外邪初期都应解表，所以银翘散的根据是"风淫于内，治以辛凉，佐以苦甘"，称为辛凉解表法。这样，它的组成就应该以豆豉、荆芥、薄荷的疏风解表为君；因系温邪，用银、翘、竹叶为臣；又因邪在于肺，再用牛蒡、桔梗开宣上焦；最后加生甘草清热解毒，以鲜芦根清热止渴煎汤。处方时依此排列，似乎比较惬当。既然以解表为主，为什么用清热药作为方名？这是为了纠正当时用辛温发汗法治疗温病的错误，不等于风温病只要清热不要解表。当然，这是研究方剂的学问，但处方时必须懂得此理，才不致方向模糊，颠倒杂乱。

过去处方上药名的写法与本草有所不同，有些加上产地，有些标出质量，也有注明炮制方法。因而有所谓"处方用名"。为什么要这样写？主要是要求地道，提高疗效，所以药铺里同样用"道地药材"的市招来号召。今天的药材由国家统购分销，认真处理，早为广大人民所信任，我认为关于产地、质量方面的字样以及炮制等方法，可以考虑节省。但是也有人太不注意，惯常按着本草书写。例如杏仁有甜、苦两种，用时都去皮尖、打碎，在一般处方均用苦杏仁，故习惯上写"光杏仁"；如果需要连皮的，就写"带皮杏"。现在有些处方只写"杏仁"二字，未免太简。类似这样的例子甚多，如贝母有象贝、川贝，只写贝母；牛膝有怀牛膝、川牛膝，只写牛膝；又如石膏有生用、熟用，只写石膏；半夏有生用、制用，制用的又有姜半夏、清半夏、竹沥半夏等，只写半夏等等，均有问题。必须知道，中药的品种和炮制是一个重要问题，尤其在各地供应上还存着习惯的不同。比如单写石膏，有些地方供应生的，有些地方供应熟的，从功效说来就有很大出入。为此，我认为对某些重要的药物和产地不同而效用也不同的药物，宁可多写一字，不要偷懒。至于过去有惯用花名的习惯，如金银花写作"二宝花"和"双花"，也有把胖大海写作"安南子"，槟榔写作"海南子"等，立异矜奇，自炫广博，在今天新社会里必须改革。

处方是给药铺配药用的，药名、用量必须写得整齐清楚，不要潦草。简写的字应遵照国务院公布的《汉字简化方案》，不要随便杜撰。这样的要求似乎苛刻，但可以避免意外的差错事故。同时，开始慢一些，多费点时间，纯熟之后并不费力。

总之，注意处方的形式，不仅是提高自己业务水平的问题，也有利于药铺配方。一切为人民服务，就必须一切从人民利益着想，特别是在党的培养下作为一个高级中医师，应该继承优良传统，做出更好的榜样。

（一九六二年二月）